# Laennec

# Entendre pour mieux voir

Milton De Blazy

# Laennec

**Entendre pour mieux voir**

Edition Causam

Edition 2016.

Ce livre a été édité, et composé en France.

Société d'édition et de fabrication : Causam Edition

Tous les droits sont réservés.

Aucune partie de cette publication ne peut être reproduite, ou transmise, sous quelque forme et par quelque moyen, électronique, photocopie, ou autre, sans l'autorisation préalable des éditeurs.

Edition

Introduction

Mariage et révolution

L'orphelin au presbytère

L'orphelin chez l'oncle Guillaume

Paris et sa médecine

Deux maîtres, deux amis

Laennec medecin

La médecine à l'époque de Laennec

Anatomie pathologique

Médecine privée

La chute de l'empire

Laennec à Necker

Auscultation

Les années gloire

Références

Edition Causam

# Introduction

Il est des gloires nées dans le tumulte, des gloires qui durent car elles sont construites sur le travail et le dévouement au service du bien commun. C'est ainsi qu'on peut comprendre la contribution de Laennec à la pensée médicale et scientifique.

Aucun médecin aujourd'hui ne peut oublier Laennec ; dès le matin, dès le début de son travail, il cherche son stéthoscope pour ausculter ses patients.

***

*« Assez élégant, mais très maigre et fragile. La figure triangulaire, les joues creuses, le front trop dégagé, les cheveux châtain clair, clairsemés et fins, la lèvre supérieure curieusement longue, le teint pâle. Ce n'est pas le prestige physique qui vaut à Laennec le succès. S'il séduit, c'est par sa culture, son intelligence supérieure, son sérieux et cet air de malice qui masque une réserve rigoureuse ».* C'est ainsi qu'un de ses biographes décrit René Théophile Hyacinthe Laennec.

Il était catholique et pieux. On possède de nombreux témoignages de sa piété et sa charité envers les pauvres était devenue proverbiale. Il était aimé par ses collègues et ses élèves, particulièrement ses étudiants anglophones.

***

45 ans de vie, pendant ces courtes années, ce breton va finir ses études de médecine, va devenir professeur, va révolutionner la médecine, dans une époque où la révolution française et les guerres de Napoléon secouaient la France, et rendaient le quotidien des français pénible et incertain.

Il est fréquent de voir ses portraits et ses bustes dans les facultés de médecine du monde, il est fréquent de voir son nom à l'entrée des salles de conférence et des amphithéâtres, il est fréquent de voir son nom dans les thèses et dans les diagnostics des médecins.

Sur le mur d'enceinte du centre hospitalier parisien Necker-Enfants malades, à mi-chemin de sa section rue de Sèvres, un bas-relief offre au regard des passants le profil de René Théophile Laennec (1781-1826).

Avec ces mots : « Dans cet hôpital, Laennec découvrit l'auscultation »

***

Citation de Pierre Huard :

*"Comblé de dons, Laennec était musicien, dessinateur, poète, danseur, marcheur, cavalier et chasseur passionné, compétent en droit, en agronomie, en sylviculture et grâce à son adresse manuelle, menuisier, serrurier, jardinier et tourneur sur bois".*

***

Une vie pendant les années troubles de la révolution.

On le voit en train d'aider les blessées pendant la guerre de la Vendée, on le voit en train de soigner les blessées des nombreuses guerres de Napoléon, on le voit à paris pendant la chute de l'empire, et la défaite de 1815, toujours en train de faire ce qu'il fait de mieux : la médecine et les soins.

Il est parmi les rares médecins qui ont développé une nouvelle science médicale, l'anatomie pathologique, qui va devenir la science du diagnostic.

C'est au début de la Restauration que Laennec invente l'instrument qui va faire sa renommée pour les siècles à venir. En 1816, nommé à l'hôpital Necker, il s'intéresse aux maladies pulmonaires, examinant les malades. C'est alors qu'il créé le stéthoscope, d'abord un simple rouleau de papier ficelé qu'il ne tarde pas à perfectionner, fondant à partir de cette invention une nouvelle pratique de diagnostic : l'auscultation.

Parmi ses autres contributions à la médecine il faut citer également sa description de la péritonite et de la cirrhose, celle du mélanome, de nombreuses contributions à la connaissance de la tuberculose, de l'asthme, de la cirrhose du foie et de l'emphysème, la découverte de la thrombose prénatale, etc.

On le voit dans les hospices et les dispensaires en train

de soigner gratuitement les pauvres. On le voit amoureux de sa terre natale : la Bretagne.

Il était multiple dans ses talents et ses travaux, mais toujours fidèles à ses convictions.

\*\*\*

René de Chateaubriand écrit :

« *au moyen d'un tube appliqué aux parties extérieures du corps, notre savant compatriote breton, le docteur Laennec, est parvenu à reconnaître par la nature du bruit de la respiration, la nature des affections du coeur et de la poitrine. Cette belle et grande découverte fera époque dans l'histoire de l'art* ».

Il rajoute :

« *si l'on pouvait fabriquer une machine pour entendre ce qui se passe dans la conscience des hommes, cela serait bien utile au temps que nous vivons. C'est dans son génie que le médecin doit trouver des remèdes ; l'ouvrage du Docteur Laennec prouve la justesse de cette observation* ».

# Mariage pendant la révolution

C'était une après midi d'un printemps débutant.

Les invités au mariage sont nombreux malgré les événements graves qui secouent Paris depuis un an, depuis la chute de la bastille et le début de la révolution.

Dans une église à Quimper, le 17 avril 1780, Théophile-Marie Laennec né le 16 juillet 1747 à Quimper, avocat du roi (procureur et juge) se marie avec Michelle Guesdon, née en 1754.

A Quimper, on connaissait bien le marié et sa famille. Il est fils de Michel Marie Alexandre Laennec, né le 27 septembre 1714 à Ploaré, seigneur de Kerlouannec et de Kerourain. Maire de Quimper de 1763 à 1765, avocat au Parlement de Bretagne et Conseiller du roi. Certains invités se souviennent de son mariage en 1746 à à Jeanne Catherine Huchet.

Huit an avant ce mariage, Théophile-Marie Laennec fut reçu avocat au Parlement de Bretagne en juillet 1772. Au début, il était lieutenant de l'amirauté de Quimper, avant de devint receveur.

Les habitants n'ont pas encore oublié comment il fut l'un des premiers bretons à s'insurger contre la traite des Noirs. Deux ans avant ce mariage, à l'occasion d'un procès intenté au capitaine d'un navire négrier échoué sur un rocher de l'Île de Sein.

Il a dénoncé un "trafic honteux que la mollesse ou plutôt la barbarie des Européens leur fait regarder comme nécessaire à la culture de leurs colonies, et contre lequel l'humanité réclamera dans tous les temps ses droits imprescriptibles. "

Son avis était partagé par certains, combattu par d'autres, la question de traite des noires n'étant pas encore prioritaire.

Cette après midi, le marié sortait de l'église entouré de sa famille, surtout de ces deux frères Guillaume et Michel.

Quant à la mariée Michelle Guesdon, elle avait 26 ans, avait des liens de parenté avec plusieurs grandes familles de la région. Son oncle Maurice de Beaubois, était un auteur connu depuis la publication de son livre "Une histoire de la Bretagne."

La mariée avait la santé fragile. On disait qu'elle était rachitique pendant son enfance.

***

La Révolution française a marqué l'histoire de la Bretagne. La province vivait une situation politique particulière à la fin de l'Ancien Régime.

Elle avait ses propres institutions et son propre parlement. Cette situation procurait une certaine autonomie vis-à-vis de Paris et assurait la domination de la noblesse locale, au grand regret des élites bourgeoises.

Sous Louis XVI, le Parlement et les États de Bretagne continuèrent de s'opposer à l'autorité des agents du roi cherchant à limiter leurs pouvoirs en matière d'administration provinciale.

Ce courant d'opposition ralliait la sympathie de l'opinion bretonne de l'époque. Le mécontentement des classes populaires dont les conditions d'existence étaient devenues misérables, expliquent l'adhésion des Bretons aux idées nouvelles, préludes à la Révolution française.

Avec environ 2,2 millions d'habitants et malgré une mortalité croissante depuis 1770, due en particulier aux retombées épidémiques des guerres contre l'Angleterre, la densité du peuplement rural reste une des plus élevées du royaume. La présence massive de ce monde paysan est une donnée majeure de la réalité bretonne à cette époque

Sur le plan démographique, la Bretagne était une région rurale et repliée sur elle-même. A ces zones rurales s'opposent quelques îlots urbains, ouverts aux grands courants économiques et intellectuels du siècle.

La Révolution commence en Bretagne le 27 janvier 1789 par un affrontement sanglant de jeunes aristocrates et d'étudiants en droit réclamant le doublement des députés du tiers à l'occasion de la tenue des états de la province, dans la perspective des futurs états généraux.

Plus tard, les élus bretons vont jouer un rôle important à Versailles, puis à Paris, dans la mise en place d'un ordre nouveau.

Cet ordre nouveau est bien accueilli sur place par les paysans, enfin débarrassés du lourd fardeau des droits seigneuriaux. C'est la politique religieuse de la Constituante qui marque le début de la rupture entre les Bretons et la Révolution, le bas clergé refusant massivement la nouvelle constitution civile.

La division du clergé breton, jeta le trouble dans les consciences dès la fin de 1790, créa un climat d'effervescence favorable à l'éclosion de mouvements contre-révolutionnaires.

Le premier fut l'Association Bretonne de La Rouerie, héros de l'indépendance américaine, qui forma les cadres de la future chouannerie.

Les troubles éclatèrent en mars 1793 lorsque la Convention, en guerre contre les monarchies européennes coalisées, dut multiplier les réquisitions (grains, fourrages, bétail...) et décréter la mobilisation de 300 000 hommes, puis une levée en masse qui se traduisait en fait par l'enrôlement obligatoire des hommes de 18 à 25 ans.

Les révoltes se produisirent autour de Saint-Pol-de-Léon et de Saint-Renan, et surtout dans la région qui s'étend de Pontivy à Nantes.

La levée de 300 000 hommes suscite alors la révolte des jeunes ruraux de Bretagne et des provinces voisines qui refusent d'aller se battre aux frontières, donnant naissance à la guerre de Vendée au sud de la Loire, à la chouannerie au nord. Ainsi commence une guerre civile à laquelle Bonaparte ne mettra fin qu'avec la pacification religieuse et le Concordat.

***

Depuis la chute de la bastille et le début de la révolution, Théophile-Marie cherchait comment trouver son chemin, comment survivre dans ce monde troublé, comment exercer son métier d'homme de lois dans ce nouveau régime.

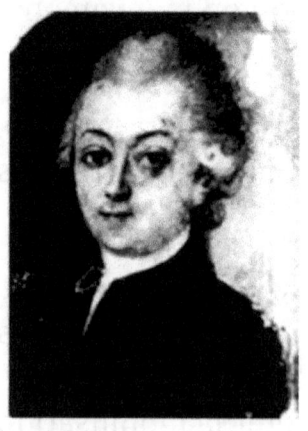

Théophile-Marie Laennec

Théophile-Marie était un homme grand et robuste, se faisant autant remarquer par ses coups de colère que par sa science du droit. Exerçant la profession d'avocat, il est connu pour maîtriser l'art de l'éloquence. Il met cet art au service de son travail, et dans ses lettres et ses travaux en philosophie.

Il émaille ses plaidoiries de citations grecques et latines. Il aime aussi taquiner la Muse, autant que le jupon, disait on à Quimper.

Deux mois après la noce, Michelle était enceinte. Elle va donner naissance à son premier enfant René Théophile Hyacinthe Laennec, le 17 Février 1781 à Quimper, 10 mois exactement après son mariage.

Elle était heureuse de sa maternité. Elle ne se séparait pas de son petit René.

Sa santé était fragile. Elle avait des épisodes de fièvre et de fatigue.

L'année suivante, elle donnera naissance à Michaud en 1782.

Quand René commença à parler, il prononça ses premiers mots en breton. Michelle corrigeaient ses erreurs en riant. Il avait appris également à parler français.

La santé de Michelle ne s'améliorait pas. Cette fièvre qui l'accompagnait le soir dans son lit se complique de crises de toux qui durent de longs moments et qui se terminent par des mouchoirs ensanglantés.

C'était la tuberculose.

En 1785 elle donne naissance à son troisième enfant : Marie-Anne.

On imagine René, enfant de 3 ou 4 ans assistant à la progression de cette maladie dans le corps de sa chère maman.

Quand il courait pour glisser dans son lit, et découvrit le corps fiévreux et fragile.

Quand une crise de toux sans fin interrompait les jeux entre la mère et son enfant.

Il a peut être constaté ses traces de sang qui coloraient dangereusement les mouchoirs de sa mère.

Il regardait impuissant la maladie le séparait progressivement de sa mère. Il avait compris.

Un triste jour, celui du 15 décembre 1786, René a 5 ans. Habillé en couleurs foncées, l'hiver du mois de décembre couvrait les rues et le ciel de Quimper.

L'enfant assista en larmes à l'enterrement de sa chère maman dans le cimetière de l'église Saint-Mathieu de Quimper.

Cette maladie pernicieuse et incurable le sépara de sa mère. Cette disparation changera sa vie. Ses 5 ans ne lui permettaient pas de comprendre. Il savait que rien ne serait comme avant.

Il n'oubliera pas ce nom maudit ni cette maladie : la tuberculose.

La mère ignorait qu'avant d'être emportée par le même mal, son fils aîné, à force d'études et d'intelligence, allait fournir à la médecine, de quoi comprendre et combattre efficacement cette maladie.

***

# L'orphelin au presbytère

Après le décès de son épouse, le père tenta de préserver et de protéger ses enfants autant que possible.

De leur côté, les enfants allaient découvrir le vide laissé par la disparition de leur maman, sur le plan affectif et sur leur vie de chaque jour.

Après de décès de sa femme, l'avocat se montra désintéressé de ses enfants, consacrant la majeure partie de son temps à sa carrière et à ses loisirs.

Sa carrière témoigne d'un homme de loi brillant et dévoué. Sous la Révolution française, Théophile Laennec a plaidé pour la défense de l'abbé Coroller, qu'il parvint à sauver de la Terreur.

Il a défendu d'autres personnes avec succès. Il occupa plusieurs postes de magistrat, devint membre de l'administration centrale du Finistère, puis conseiller de préfecture sous le Consulat.

Ses écrits, sa correspondance et ses poèmes montrent son éclectisme, reflètent une grande culture. Il avait publié plusieurs poèmes, réédités.

Dans sa vie personnelle, le brillant homme de loi était une personne légère et frivole qui appréciait la compagnie des femmes et les plaisirs de la vie en se désintéressant de ses enfants.

Il gagnait bien sa vie, mais ses dépenses étaient extravagantes. L'argent était lapidé dans les soirées galantes. Les trois enfants commencèrent à manquer de soins.

Il sera délivré de la charge de sa progéniture par le conseil de famille qui la confie à son frère.

*** 

Les oncles furent alertés.

On décida de confier René à son oncle Michel Laennec.

Marie Anne avait 18 mois, fut envoyée chez sa tante maternelle Miniac. Elle souffrira toute sa vie de troubles sévères du comportement ne lui permettant pas d'accéder à une vie autonome.


Le presbytère d'Elliant était occupé par Michel-Jean-Alexandre Laennec, docteur de la Sorbonne. René fut accueilli par son oncle pour commencer ses études.

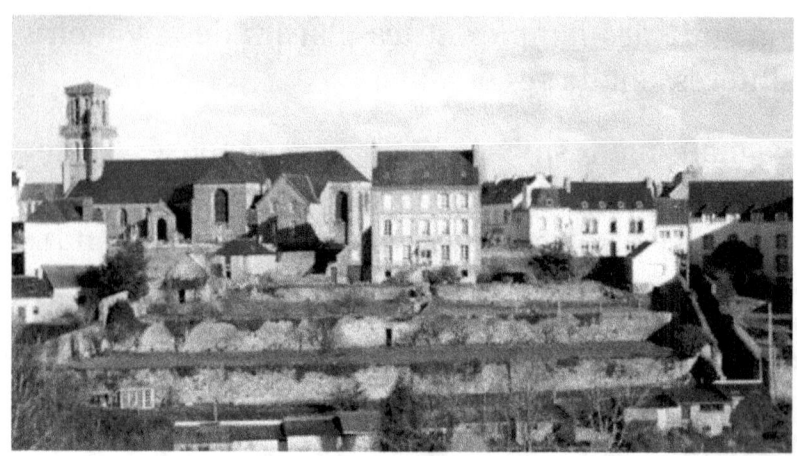

Jardin du presbytère. Adresse actuelle : Rue Laennec, Elliant, France

Dans un environnement austère et sérieux, la maison du recteur était propre et bien entretenue. Cette nouvelle vie organisée était rassurante pour cet enfant timide et encore fragile.

Le presbytère d'Elliant était placé au revers d'un coteau que domine l'église, entouré d'un jardin. La vie quotidienne des habitants était simple et rythmée par les habitudes et le travail quotidien. Chacun faisait ce qu'il devait faire.

Autour de René, comme partout en Bretagne, on parlait deux langues ; le français était celle des lettrés, des maîtres ; le breton était celle de la grande masse du peuple; la langue de l'enseignement qu'on recevait à l'église, la langue des promenades à travers champs et la langue des jeux du dimanche avec les autres enfants du village.

C'est aussi la langue qui rappelait René les jeux et les premiers mots avec sa mère.

Son séjour au presbytère d'Elliant dura plusieues années. Il a déjà commencé ses études de grammaire. Il est à présent au début de son initiation aux langues anciennes et aux principes du calcul.

L'oncle fut appelé par son évêque de Tréguier aux fonctions de chanoine dans sa cathédrale. Il ne pouvait plus héberger ses neveux.

L'oncle accompagnera bientôt son évêque émigré et mourir jeune en exil, à Southampton échappant aux tumultes de la terreur de la révolution française.

***

# L'orphelin chez l'oncle Guillaume

Le père de René Laennec ne semblait pas vouloir changer de comportement.

Il se remarie bientôt avec Geneviève Urvoy de Saint Bedan, veuve d'un aristocrate exilé. Il l'avait sortie des geôles révolutionnaires. Son caractère fantasque le rend inapte à assumer l'éducation de ses enfants, il les délaisse et ne les verra que très rarement, dilapidant tranquillement la fortune familiale.

René et son frère sont accueillis par leur oncle Guillaume Laennec, médecin à Nantes. Ils y arrivent le 15 Mai 1788. René a 7 ans.

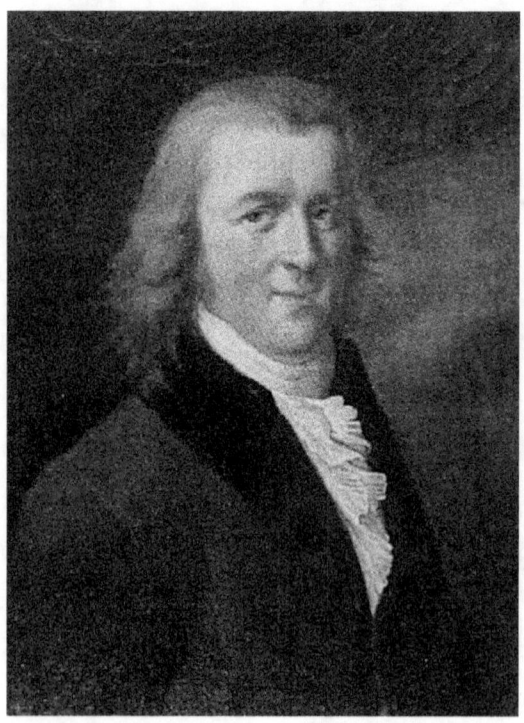

Guillaume Laënnec

A partir de ce moment, l'oncle Guillaume sera le père de substitution de ses deux neveux.

Des liens d'affection tout particulier le lieront à René, liens profondes, sujets d'une dédicace dans les premières pages de la thèse de René: optimo dilecto patruo secundo (meilleur deuxième oncle bien-aimé).

***

Faisons connaissance avec l'oncle Guillaume.

Guillaume Laennec a étudié la médecine à Paris, Montpellier puis Londres. Il obtient son diplôme de docteur à Montpellier après une scolarité rapide : inscription en

Novembre 1772, baccalauréat le 14 Novembre, licence 4 mois plus tard le 16 Mars 1773 et doctorat deux jours après la licence, le jury étant présidé par Barthez.

Désireux de parfaire ses connaissances cliniques, il effectue en Angleterre plusieurs séjours, il regagne la France en 1774.

Nulle trace de sa thèse : soit elle n'a pas été imprimée, soit il ne l'a pas été soutenue, la cérémonie ayant alors été une épreuve solennelle orale.

Il devra soutenir une nouvelle thèse en 1782 pour valider son diplôme à Nantes.

Guillaume commence son exercice médical à Quimper, il épouse Désirée de Gennes, fille d'un avocat de Vitré et s'installe à Nantes après quelques péripéties judiciaires pour faire reconnaître son diplôme.

Il est agrégé en mai 1785, est élu la même année procureur général de l'Université. En 1788, il devient recteur de l'université de Nantes.

Le 15 mai 1788, il accueille ses deux neveux René Théophile Hyacinthe (sept ans), et son frére Michel Bonaventure (six ans). De 1795 à 1801 il offre une solide formation à René-Théophile dans un hôpital militaire, et il lui évite ainsi l'incorporation.

La fortune de Guillaume connaitra des hauts et des bas au grès des évènements politiques. Pendant la révolution, il est peu engagé. Il n'est pas monarchiste, il n'en soutient pas pour autant la convention. Pendant ces années il tentait de préserver autant que possible sa famille et sa carrière.

Il sera ensuite ouvertement bonapartiste ce qui lui vaudra, à la Restauration en 1814, de perdre ses fonctions hospitalière et universitaire.

Suivent des temps difficiles, avec le décès de sa femme en 1815. Il sera réhabilité quatre ans plus tard. Il meurt en 1822 à 73 ans d'une hémorragie digestive.

\*\*\*

Il était cultivé, passionné par son art et par sa profession, animé par le sens de devoir, il ne pouvait être indifférent au sort de ses deux neveux.

Il ouvrit aux deux garçons son cœur et leur offrit le foyer le plus chaud, le plus aimable qu'on pût trouver.

Lorsque les deux frères arrivent chez leur oncle, celui-ci a déjà un garçon, Christophe, âgé de 4 ans.

La famille loge place du Bouffay, au bord d'un affluent de la Loire. La maison est dirigée par la belle-mère, madame de Gennes.

Dans cette une maison plutôt aisée et bien entretenue, René trouva dans l'affection de son deuxième oncle de quoi remplacer l'amour de son premier oncle et l'absence d'un père indifférent.

L'enfant se montra charmant, confiant et riche de dons exceptionnels. Ouvert aux lettres, et aux sciences naturelles, il enchanta son oncle par sa précoce maturité.

Malgré l'agitation révolutionnaire, malgré la terreur, il étudiait à 12 ans la rhétorique, et la physique.

A treize ans, sa vocation pour les études de médecine tient à son sérieux, à sa reconnaissance pour son oncle Guillaume et à l'influence de ce dernier qui souhaite que cet enfant lui succède.

La santé de René n'est pas bonne,

Il souffre de périodes de fièvre. Selon lui, il a trouvé une consolation dans la musique, la flûte et la poésie. Le père de Laennec souhaite que son fils abandonne les études de médecine.

Une période d'indécision et de doutes survient. Le jeune Laennec passa son temps à Quimper, à danser, à se promener dans le pays en jouant de la flûte.

À 14 ans, il fallut choisir une carrière.

L'exemple de l'oncle Guillaume qu'il admirait, le détermina pour la médecine. Il fallut longuement à négocier avec son père.

Le jeune René Laennec, après avoir été tenté par une carrière d'ingénieur, choisit donc l'École de médecine de Nantes en septembre 1794.

La Convention avait supprimé l'université de Nantes sans rien mettre à la place. Quelques courageux praticiens de la ville avaient improvisé tant bien que mal un enseignement libre de la médecine.

Laennec apprit l'anatomie, disséqua, s'initia aux rudiments de la clinique auprès de son oncle Guillaume qui dirigeait un hôpital militaire. Il eut vite fait d'assimiler tout ce qu'on pouvait acquérir dans les conditions précaires de cette époque troublée.

Époque difficile, la révolution française installait difficilement la république. Laennec travaillait à cette époque dans les hôpitaux de Nantes. Guillaume Laennec, considéré comme suspect, fut envoyé quelque temps en prison.

René Laennec a 12 ans lorsqu'éclate en 1793 la guerre de Vendée. Il est en première ligne car une guillotine est installée place du Bouffay devant la maison des Laennec. En trois mois, cinquante condamnés sont exécutés sous ses yeux.

***

Le soir de 7 octobre 1793, la ville de Nantes attend Carrier. Celui-ci est envoyé par la Convention pour mettre au pas la ville. Au 4e étage d'un immeuble de la place Egalité, une famille est inquiète. Le chef de famille, Guillaume Laennec, officier municipal taxé de fédéralisme, il devient suspect.

Jean-Baptiste Carrier était un des acteurs de la Révolution française, et particulièrement de la Terreur en Bretagne. Son nom reste associé aux massacres et aux noyades de Nantes de 1793 et 1794.

En septembre 1792, élu député à la Convention nationale par le département du Cantal

Carrier forme une brigade de police politique, et un corps d'hommes déterminés, appelé la "Compagnie Marat" pour réprimer les habitants de Nantes qui ne partageaient pas ses idées. Les exactions vont se multiplier : grands massacres concernent les prisonniers militaires, fusillades, et noyade.

On frappe à la porte et Carrier entre, introduit par un cousin des Laennec. Il est impressionnant avec son chapeau à plumes d'autruche et son grand sabre. Il donne sa bénédiction civile aux enfants, dont René-Théophile qui s'en souviendra. Carrier expose son programme : décimer, exterminer, guillotiner. Il effraie si bien la famille que la belle-mère de Guillaume, Madame de Gennes, ne peut se retenir de l'insulter et de le traiter de coquin.

Carrier se contente d'infliger au médecin six semaines d'arrêts de rigueur à

l'Hôtel-Dieu. Ce sévère coup de semonce n'empêche pas Guillaume d'intervenir énergiquement quelques jours plus tard en faveur d'un de ses collègues hospitaliers, Bodin Desplantes, il fut arrêté.

Fin 1794, Guillaume Laennec sera appelé à témoigner à charge contre Carrier lors de son procès à Paris. "Nantes a eu sa revanche ", aurait-il dit après son l'exécution de Carrier.

Bilan de Carrier à Nantes : 20 000 morts en trois mois avec notamment les tristement célèbres noyades dans la Loire.

Sur 13 000 prisonniers détenus à Nantes, environ 10 000 furent tués, 1 800 à 4 000 noyés, 2 000 fusillés et guillotinés et 3 000 morts du typhus.

A la demande de Guillaume, Laennec est autorisé à soigner les brigands blessés :

"Ces prisonniers sont des hommes et des citoyens, et sous ce rapport dignes de tous les égards," selon les paroles de Guillaume Laennec.

Laennec participe à la défense de sa ville. Il est recruté à 14 ans comme aide médical dans l'armée révolutionnaire ; il y sera chirurgien de troisième classe pendant près de trois années, exerçant dans les hôpitaux de Nantes qui comptent 4 000 lits.

C'est là que nait sa vocation médicale et qu'il pratique ses premières dissections.

*** 

La famille de Guillaume Laennec vit dans la peur. Guillaume écrira plus tard :"les alertes journalières me menaçaient moi-même d'aller partager le fer de mes collègues ou de me faire noyer dans les bateaux de Carrier."

Ce sont les mois de la Terreur à Nantes.

La situation est dramatique, les stocks sont épuisés, les grains n'arrivent pas. Le 29 septembre c'est la loi du Maximum. On fait la queue chez les 104 boulangers de la ville et l'on n'a du pain que si l'on présente sa carte de civisme.

La municipalité écrit à la Convention : "Citoyens, nos moyens d'existence sont à la dernière extrémité, mais notre amour pour la République est monté au plus haut degré du thermomètre révolutionnaire. Et s'il faut mourir nous nous estimerons heureux encore si nous avons le temps de crier : vive la République, vive la Montagne".

Comme les autres familles les Laennec mangent du pain de fèves. Guillaume écrira plus tard à son frère, le 2 juillet 1796 :

"Nous avons perdu notre Emeraude, jolie enfant de 19 mois, conçue dans les grands jours de la Terreur, portée dans les angoisses convulsives de la peur, allaitée par une mère nourrie de fèves pourries et de pain de jarosse."

Il est difficile d'imaginer combien Guillaume Laennec a travaillé pendant les trois ans de *la guerre de Vendée.*

*Il a* hospitalisé 3 769 malades et blessés. Treize hôpitaux militaires vont être créés dans treize maisons religieuses, sans oublier les visites des prisons et des hospices pour combattre les épidémies.

En juin 1799, René Laennec il revint à ses études médicales et est nommé chirurgien à l'Hôtel-Dieu à Nantes.

En Janvier 1800, L'insurrection est générale dans l'Ouest. Il faut organiser le service de la santé. René Théophile se porta volontaire pour cette campagne de quelques mois dans le pays de Vannes.

L'instruction nantaise, qui va de la chimie à la flûte en passant par le latin, ne suffit pas au jeune Laennec qui finit par obtenir de son père l'aide nécessaire pour s'installer à Paris.

***

# Paris et sa médecine

« A l'époque où Laennec arrivait à Paris, une nouvelle école de médecine était fondée depuis peu d'années. Au premier rang de ses professeurs brillaient les Corvisart et les Pinel. C'était alors que la France, respirant enfin après tant et de si violents orages, vivait sous ce règne du Consulat, qui nous a laissé tant de beaux et glorieux souvenirs. »

*Eloge de Laennec : discours prononcé lors de dévoilement de sa statue à Quimper.* Bouillaud, Jean (1796-1881)

***

Avant les événements de la révolution française, la situation de la médecine parisienne était alarmante.

Dans son rapport sur les hôpitaux publié en 1788, le rapporteur Jacques Tenon décrivait des hôpitaux parisiens encombrés de miséreux entassés. L'hygiène faisait défaut, les épidémies et les infections aggravaient les lésions des patients hospitalisés.

L'hôpital Hôtel-Dieu n'a pas effacé les traces de l'incendie de 1772. La caisse des hôpitaux civils était vide.

Quant aux médecins, ils étaient formés selon les principes des décrets de 1707, dans des École de Médecine qui enseignaient une médecine archaïque, théorique, négligeant les données récentes, et les progrès accomplis dans d'autres pays européens.

L'enseignement et l'hôpital étaient séparés.

La révolution française a aggravé la situation de la médecine. Certains révolutionnaires voulaient détruire les hôpitaux car « ils sont au coeur de la misère ».

On disait à l'assemblée nationale que le seul lieu possible de réparation de la maladie est la famille, et que le patient est mieux soigné dans son milieu naturel. Les biens des hôpitaux furent confisqués, nationalisés et vendus.

Le trésor public supprime toute aide. Les universités et les École de Médecine fermées, les diplômes ont perdu toute signification. La révolution visait l'utopie égalitaire de libre accès à tous les emplois, y compris la médecine.

Les corporations et les sociétés savantes ainsi que les académies sont dissoutes.

***

Cette situation dura quelques mois. Puis il fallut reconstruire, réorganiser la médecine et les hôpitaux, d'autant que l'armée manquait cruellement de médecins et de soignants.

Les députés ne pouvaient ignorer les demandes de la population qui réclamait des soins et des hôpitaux.

Des mesures étaient prises pour l'ouverture de trois Écoles de Médecine à Paris, à Montpellier et à Strasbourg, en insistant sur l'importance d'un enseignement pratique, moderne, réalisé par des maîtres choisis selon leurs compétences.

Les élèves devraient acquérir une expérience utile, en participant aux dissections anatomiques et aux interventions chirurgicales. Le professeur devrait s'arrêter le temps nécessaire au lit de chaque patient pour bien interroger, bien examiner, et bien expliquer à ses étudiants les symptômes, le diagnostic, et le fondement de ses décisions.

La révolution française a mis en place une médecine nouvelle, organisée entièrement par l'État. Les facultés de médecine étaient soumises à l'autorité de l'État et à ses décrets.

Ces facultés durent abandonner le latin pour le français, une première en Europe. D'autre part, l'État cherchera un certain équilibre pour financer des hôpitaux de bonne qualité, gérés par les municipalités.

***

Quand on demande à une personne de situer sa douleur, elle répond généralement par attacher la douleur à une zone anatomique comme l'abdomen ou le ventre, ou par lier la douleur à un organe précis comme : douleur de l'estomac, ou douleur des tendons.

C'est le résultat de notre héritage de la médecine anatomique ou anatomo clinique.

Pourtant, au XVIIIe siècle, la médecine ne liait pas la lésion à l'organe.

Les maladies étaient les résultats des troubles des humeurs : ces liquides qui circulent dans l'organisme, en lien avec l'environnement, le calendrier, ou l'astrologie.

Le recours à l'anatomie s'imposa rapidement pour classer les maladies, et formuler des diagnostics précis. L'autopsie était le seul moyen disponible à l'époque pour faire le diagnostic précis de la cause de la mort. Après le décès, le médecin vérifiait le lien entre les symptômes, les organes, et l'évolution de la maladie.

Ainsi naît la méthode anatomo-clinique, qui va gagner progressivement l'Europe, où chaque pays enrichira cette révolution pour créer notre médecine moderne.

L'école de médecine de Paris était en première place, et attirait un grand nombre de médecins étrangers en raison de l'efficacité de ces structures, et de l'adoption définitive de la méthode anatomo-clinique.

En quelques années, les facultés de médecine en France ont abandonné les cours magistraux en latin sur Hippocrate et Galien, ont placé les manuscrits des médecins arabes du moyen âge dans les musées pour inventer cette médecine moderne.

***

# Deux Maîtres, Deux Amis

René Laennec arrive à la fin du mois d'avril 1801. Au mois de mai, il suivra les cours de Corvisart, de Pinel et de Bichat à l'hôpital de la charité.

Ces médecins étaient les maîtres de la médecine française au début du $19^{ème}$ siècle.

## Les deux amis

**François-Xavier BICHAT**

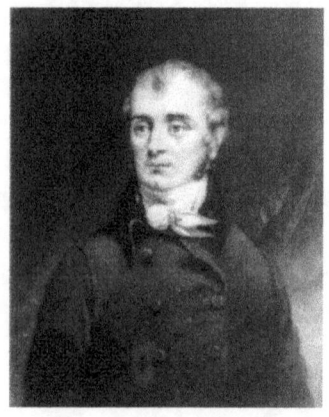

*"Il faut voir avant de réfléchir, saisir les apparences avant de pénétrer les causes ; et nos idées sont vagues sur tout objet extérieur si elles ne sont pour nous autant d'images."*

*"La vie est la somme totale des fonctions qui résistent à la mort."*

Voilà deux citations de Bichat.

Marie-François-Xavier Bichat est né le 14 novembre 1771 à Thoirette-en-Bresse dans le Jura. Son père, médecin, a obtenu l'un des premiers en France, le double doctorat de médecine et de chirurgie institué par la Faculté de médecine de Montpellier.

A onze ans, il entre au collège puis, en 1790, au séminaire de Saint-Irénée à Lyon. Poursuivant les traces de son père, il fait ses études médicales à Lyon. La ville agitée entre partisans et adversaires de la Révolution ; le jeune Bichat s'engage dans l'Armée des Alpes avec le grade de chirurgien surnuméraire.

En 1794, il se rend à Paris où il devient le collaborateur, et l'ami du prestigieux chirurgien Pierre Desault, au Grand Hospice de l'Humanité (ancien Hôtel-Dieu).

A l'Hôtel-Dieu, le grand chirurgien Desault ayant fait un cours sur les fractures de la clavicule, l'étudiant désigné pour recueillir la leçon étant absent, Bichat offre de remplacer ce dernier. Le lendemain, lorsqu'il fit la lecture de ses notes, la pureté de langage, la netteté des idées et l'exactitude de la synthèse font une grande sensation ; il est applaudi par ses camarades avant même qu'il ait terminé.

Après la mort de Desault, Bichat ouvre son propre cours privé d'anatomie et de chirurgie.

En 1798, il publie les œuvres de Desault.

En 1799, dans le "Traité des Membranes", il décrit pour la première fois les membranes synoviales :

«Tous les animaux sont un assemblage de divers organes qui en exécutant chacun une fonction concourent... à la conservation du tout. Or ils sont formés de différents tissus de natures très différentes et qui forment les éléments de ces organes".

En 1796, il avait créé la "Société Médicale d'Emulation" à laquelle il consacra toujours une grande part de son activité. C'est une des plus brillantes associations scientifiques de l'époque qui groupe entre autres : Larrey, Laennec, et Dupuytren, tous élèves de Bichat, rejoints par Pinel, Fourcroy, et Corvisart.

En 1799, il fait une hémoptysie, révélation d'une phtisie, sans doute tuberculeuse, et conséquence d'une activité débordante dans les laboratoires insalubres, penché sur les cadavres fétides.

En 1801, il est nommé médecin au Grand hospice de l'humanité. Il publie son livre anatomie général appliqué à la physiologie et à la médecine. Il ouvre un cours de matière médicale en 1802.

Ses projets ne pourront se réaliser, il fait une chute dans un escalier de l'Hôtel-Dieu. Le 7 juillet 1802, il perd connaissance. Il est proie à des céphalées violentes, des troubles intestinaux.

Un assoupissement et des phénomènes ataxiques se succèdent ; Bichat succombe le quatorzième jour de sa maladie le 22 juillet 1802 ; il avait 31 ans.

Il est enterré à Paris au cimetière du Père Lachaise. Ses amis décrivaient un jeune homme chaleureux, instruit, passionné par l'anatomie pathologique. Certains auteurs le considèrent comme le symbole du médecin moderne. Il définissait en ces termes sa méthode anatomo-clinique : nous sommes à une époque où l'anatomie pathologique doit prendre un essor nouveau.

***

## Gaspard-Laurent BAYLE

Bayle était un homme passionné d'anatomie, il était élève de Corvisart à la charité, et l'assistant d'un autre grand médecin, Dupuytren, avant de succéder en 1805 comme médecin de la charité.

Bayle était intéressé par la politique, il était contre-révolutionnaire.

Gaspard Laurent Bayle, vient de Provence à Paris en 1795 pour suivre les cours de Corvisart.

Gaspard Laurent Bayle est né le 18 août 1774 dans la Haute-Provence. Sa famille, originaire de la vallée d'Ours, dans le haut Dauphiné, jouissait d'une grande aisance.

Ses parents l'envoyèrent, à l'âge de douze ans au collège d'Embrun où il étudia les mathématiques.

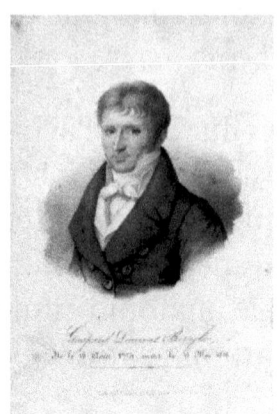

Gaspard-Laurent Bayle

En 1790, il entra au séminaire où il fit sa philosophie et sa première année de théologie. Il craignit de ne pas pouvoir remplir les devoirs imposés aux prêtres, il se décida de faire la formation d'avocat.

Cette formation ne semblait pas l'intéresser réellement. Ses parents le firent aller à Montpellier pour étudier la médecine. Il possédait des bonnes connaissances littéraires, il connaissait le latin, le grec et l'italien.

Ses études terminées à Montpellier, il alla aux armées, revint à Paris en 1798, suivit les cours de l'École de santé de Paris, fut nommé aide d'anatomie, et fut reçu docteur en médecine en 1801. Il rencontra Laennec. La relation entre ces deux médecins deviendra la source d'une grande amitié.

En 1802, il soutient sa thèse intitulée : considérations sur la géologie, la médecine d'expérimentation et la médecine pratique. Laennec aida son ami dans cette thèse.

Gaspard Laurent Bayle est reçu au premier concours de l'internat des hôpitaux de Paris le 13 septembre 1802, médaille d'or en 1804.

En 1807 il obtint la place de médecin-adjoint de l'hospice de la Charité ; puis en 1808 celle de médecin particulier de l'empereur Napoléon, et partit en cette qualité pour l'Espagne.

À l'exemple de Pinel, Bayle croyait à l'importance de l'observation, et au classement des maladies par les symptômes.

Ses travaux concernant le cancer et la tuberculose ont commencé par une étude publiée en 1803 sur les lésions ulcérées de l'utérus pour tenter de différencier les tumeurs bénignes des tumeurs malignes.

Bayle ne croyaient pas à l'influence du chagrin et de la tristesse dans l'apparition du cancer, il pensait que le cancer est une maladie générale, ni contagieux ni héréditaire.

\*\*\*

La tuberculose était un sujet important pour lui.

En 1810, il va publier les résultats de 900 autopsies réalisées durant l'année, pour expliquer les lésions élémentaires de la tuberculose.

Sa santé décline peu à peu : il était tuberculeux. Les évènements de 1815 l'ont affecté profondément. Le 11 mai 1816 à l'âge de 42 ans,

Il est inhumé au cimetière du père Lachaise.

***

Les deux maîtres

## Philippe Pinel (1745-1826)

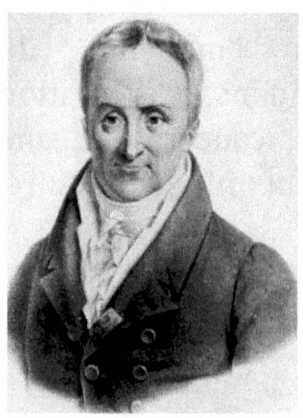

Philippe Pinel était issu d'une famille du sud-est, petit homme bégayant, docteur en médecine de la faculté de Toulouse.

Jusqu'à l'âge de 40 ans, il n'a joué aucun rôle important dans la médecine.

À la révolution, pendant la terreur, il fut nommé premier médecin de l'hôpital Bicêtre. Il arriva à l'hôpital le 11 septembre 1793.

Avant cette nomination, Pinel exerçait à Paris dans un cabinet privé, après avoir échoué au concours de la faculté, et d'être refusé parmi les médecins de la maison royale.

À Paris, il y avait deux départements de médecine mentale, la Salpêtrière pour les femmes, et Bicêtre pour les hommes. Les malades mentaux étaient maltraités, enchaînés, brutalisés, emprisonnés dans des hospices sans hygiène et sans soins.

Deux semaines après son arrivée, il commença sa collaboration avec Jean-Baptiste Pussin pour réorganiser l'hospice de Bicêtre. Un an plus tard, Pinel changeait les principes de la médecine mentale, en refusant la brutalité, en offrant aux patients autant de liberté que possible.

Pinel a entamé une classification des maladies mentales. Il insistait sur l'importance de l'environnement social dans les maladies psychiatriques.

Deux ans plus tard en avril 1795, il quitte Bicêtre pour un poste de médecin chef à la Salpêtrière.

Il continua à observer pour classer, pour créer des catégories, pour donner des descriptions précises des maladies mentales.

Pour la première fois dans la médecine moderne, un médecin tente de préciser les symptômes des maladies mentales.

Il a observé que plusieurs symptômes peuvent changer ou s'alterner chez les patients. En réalité il avait décrit la dépression maniaco-dépressive ou la maladie bipolaire.

Avant Pinel, les malades mentaux sont des coupables qu'il faut punir, après Pinel, ces malades des patients à traiter. Avant Pinel, on parlait des fous et des aliénés, après Pinel, on parlait de maladies mentales précises.

La folie commence à disparaître du langage médical avec Philippe Pinel.

***

## Jean-Nicolas Corvisart

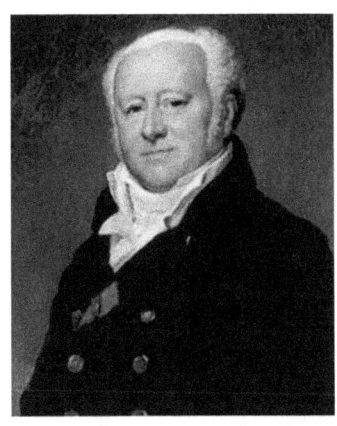

Jean-Nicolas Corvisart est né le 15 février 1755 à Dricourt, canton de Machault, dans les Ardennes dans une vieille famille ardennaise anoblie en 1669.

Son père, procureur au Parlement de Paris. En 1782, Jean-Nicolas Corvisart est docteur de la Faculté de Paris.

La méthode du futur médecin personnel de l'Empereur est anatomo- clinique, méthode qui fera de la médecine une pratique scientifique. Ne s'intéresser qu'à la maladie, en commençant par les symptômes pour faire le diagnostic. L'autopsie réglera les incertitudes si besoin.

Il a fait évoluer l'anatomie qui précise et décrit les structures de chaque organe vers l'anatomie pathologique qui vérifie les lésions des organes malades puis vers la méthode anatomo- clinique qui établit le lien entre les symptômes et les dégâts provoqués par la maladie dans l'organe.

Chaque matin, il parcourt les salles avec ses étudiants, puis il leur fait son cours magistral.

Le diagnostic devient essentiel, et prioritaire. Parmi ses nombreux élèves, on cite un certain Laennec.

Il perfectionne le procédé de la percussion imaginé par Auenbrugger en 1761.

Le 8 août 1793, la Convention nationale votait "la suppression de toutes les académies et sociétés littéraires ou savantes patentées ou dotées par la Nation".

En 1794, à la création de la nouvelle école de Santé de Paris, Corvisart fut nommé médecin de la charité, puis professeur de clinique médicale à la nouvelle école de santé en 1794.

Le 27 juillet 1797, une nouvelle loi faisait entrer les Écoles de Santé dans le cadre de la nouvelle Université. En 1797, il acquiert une immense réputation : professeur, il enseigne au Collège de France.

***

En 1804, Corvisart avait 49 ans, il renonce à ses activités pour devenir le médecin personnel de l'empereur. Sa relation avec Napoléon Bonaparte commence en 1801.

Joséphine de Beauharnais le présente, en juillet 1801,

au Premier Consul. Bonaparte déclara après avoir rencontré Corvisart : "Je vis qu'il avait compris ma nature et qu'il était le médecin qui me convenait".

Il se l'attache comme premier médecin, charge assortie d'appointements confortables, et le couvre d'honneurs.

Pendant six ans de vie hospitalière, Corvisart appliqua la médecine d'observation et la méthode anatomo-clinique spécialement en cardiologie. Il a décrit des maladies comme l'hypertrophie du myocarde, l'anévrisme du coeur, la péricardite, les maladies des valvules et de l'aorte.

Il a publié ses conclusions dans plusieurs livres comme : essai sur les maladies et lésions organiques du coeur et des gros vaisseaux.

Corvisart traduit en français le traité de médecine de l'école viennoise, surtout les livres du médecin Auenbrugger en ajoutant d'importantes conclusions personnelles sur la percussion qui a pris son essor en clinique grâce à Corvisart, puis s'est répandu en Europe à partir de 1825.

Laennec parlera plus tard de son maître Corvisart, en décrivant un homme brillant, qui refusait toute conclusion spéculative, qui cherchait la rigueur de l'examen, et l'analyse des symptômes, et leur confrontation avec les données.

Après le sacre du 2 décembre 1804, Corvisart accompagne l'Empereur en Italie en 1805, puis en Autriche en 1809. Il est fait Baron Corvisart des Marets avec une dotation de dix mille francs.

A la nouvelle de l'abdication, en 1814, Corvisart choisit de rester auprès de l'impératrice Marie-Louise, l'accompagne à Blois puis à Vienne, mais en repart le 20 mai, préférant ne pas s'attarder dans la capitale autrichienne. Aussi a-t-il renoncé à la médecine, s'est installé à la campagne et ne revient que rarement à Paris.

Corvisart laisse l'image d'un admirateur de Voltaire, sceptique, pragmatique, désabusé, aigri, et stoïque.

Jean-Nicolas Corvisart meurt le 18 septembre 1821 à Courbevoie, après plusieurs attaques d'apoplexie, cinq mois après son impérial patient.

Il repose dans le cimetière d'Athis-Mons dans le département de l'Essonne.

# Laennec médecin

Laennec gagne Paris.

Il choisit de suivre l'enseignement du meilleur médecin de l'époque, Jean Nicolas Corvisart, professeur de médecine à l'hôpital de la charité.

Laennec participe à l'activité de l'hôpital avec frénésie, et obtient rapidement deux honneurs : être admis par ses professeurs à la société d'instruction médicale, et être admis au concours d'entrée de l'école pratique, où il va suivre trois ans supplémentaires de formation en chimie, et en chirurgie.

Dès le début, Laennec fut un étudiant pauvre. Son père rechignant à pourvoir à ses besoins préférant dépenser la fortune familiale pour assouvir ses propres passions et les désirs de sa nouvelle femme. De nombreuses lettres existent encore, dans lesquelles le fils rappelle le père à ses devoirs.

Il loge dans des appartements modestes.

L'installation de René à Paris fut l'occasion de vivre avec d'autres membres de sa famille.

Quelques mois après son installation, il allait cohabiter avec son frère cadet Michaud, au quartier latin, à partir de 1801 pendant ses études de droit qui lui permettront d'accéder à la fonction d'attaché de cabinet du préfet de l'Oise à Beauvais.

Michaud mourra de tuberculose à 28 ans (en 1810).

*Trois ans plus tard, Christophe*, le cousin aîné de René, arrive à Paris en 1804 pour ses études de droit. Toute sa vie, il sera le confident et l'ami de René Laennec.

*Ambroise*, deuxième fils de Guillaume, viendra plus tard 1814 pour faire ses études médicales à Paris. Bonapartiste convaincu, il est en profond désaccord politique avec son cousin et les rapports sont difficiles. Laennec l'aidera pourtant à terminer sa thèse en 1816. « *Il est docteur, pas docte* », dit-il après la soutenance.

Plus tard, les relations s'amélioreront et Ambroise travaillera à l'hôpital avec son cousin. Il fera carrière à Nantes à la suite de son père.

Le véritable héritier spirituel de René Laennec sera *Mériadec*, troisième fils de Guillaume, qui vient à Paris apprendre la médecine en 1817, à 20 ans. Très impliqué dans le travail de son cousin, il l'accompagne dans ses consultations.

Il sera son chef de clinique dans les deux hôpitaux où exercera Laennec qui lui transmettra avant sa mort tous ses écrits médicaux. Il lui demandera de publier un traité de médecine à partir des notes de lecture au Collège de France... mais il ne put le faire. Mériadec restera dévoué à son cousin et à sa mémoire.

Enfin, Emmanuel, comme Michaud, fera des études de droit.

# La médecine à l'époque de Laennec

A Paris ou ailleurs, à l'aube du XIXe siècle, on peut définir la médecine par un seul mot : médecine de symptômes.

Comme aux temps hippocratiques, seules les manifestations extérieures de la maladie, celles que le malade éprouve, et que le médecin observe directement, sont pris en compte.

La douleur par exemple, la toux, le vomissement, la diarrhée, c'était tout ce que l'on connaissait, et fort superficiellement d'ailleurs. On croyait alors que la maladie est le symptôme.

Sur la façon dont il convenait de se représenter les maladies, les diverses écoles se disputaient à l'infini, invoquant tantôt les doctrines fantastiques et la chimie encore tout alchimique, tantôt de confuses rêveries sur l'opposition du chaud et du froid, du sec et de l'humide, ou des doctrines parlant de resserrement et de relâchement, de mystérieuses influences des épidémies, ou de constitutions médicales.

Chacune de ces creuses théories prétendait à l'universalité, se flattait d'expliquer tous les phénomènes que traduisent les symptômes, de les réduire à un seul et même type.

La tendance générale était de considérer non pas des maladies distinctes les uns des autres, par leur nature, leur cause, leur évolution et leurs effets, mais plutôt un principe de l'unité produisant des manifestations diverses suivant le tempérament, la constitution, le sexe, l'âge, le genre de vie, le climat ou la saison.

Il a germé dans certains esprits intelligents que les maladies étaient caractérisées par des symptômes observés durant la vie aussi bien que par des altérations organiques constatées après la mort. Cela revient à dire que la douleur n'était pas la maladie, mais la manifestation d'un organe malade, que la douleur pouvait être la traduction d'une infection d'un organe, d'une lésion cancéreuse, ou d'une lésion vasculaire.

À cette époque, l'idée, de proposer de déceler, chez les vivants, des altérations par la découverte de signes physiques, était difficile à accepter.

Cette idée au début du XIXe siècle fut une préoccupation quasiment révolutionnaire dans le monde médical, où toute pratique manuelle était abandonnée par le médecin, au barbier ou au chirurgien.

Le viennois Joseph Auenbrügger fut seul en son temps, sur la voie de l'expérimentation, en inventant la percussion du thorax. Cette technique forte simple, fournissait des signes utiles, permettant de diagnostiquer chez les vivants, ce qu'on n'avait jamais encore fait : une pleurésie, une induration pulmonaire, ou une hypertrophie du coeur.

On peut s'étonner qu'une pratique aussi élémentaire ne fût jamais venue à l'idée de personne avant lui. Mais on s'étonne davantage que l'invention de ce viennois publié en 1761 ne soit pas plus qu'un succès éphémère, et qu'après avoir été appliquée par quelques médecins allemands, et elle fut négligée ensuite pendant des années, pour être complètement oubliée.

Seul, un médecin viennois, Stoll, s'intéressa aux recherches de Joseph Auenbrügger, le cita avec éloge dans ses ouvrages. Après la mort de Stoll en 1787, la percussion a été oubliée en médecine.

En lisant l'histoire de la médecine, on découvre toujours une balance vieille comme le monde, qui oscille entre les nouveautés, et le poids des traditions et des habitudes qui ne reculent que lentement.

Le thermomètre, et le microscope avaient été inventés au XIXe siècle.

Qui peut imaginer un médecin refusant d'utiliser ces instruments ? Cependant c'était le cas.

C'était une médecine dépourvue de tout moyen d'exploration, et de toute technique. Entre l'étude encore élémentaire, des lésions organiques découvertes à l'autopsie, et celle des symptômes observés pendant la vie, aucun lien solide n'avait été noué. Les symptômes qu'on décrivait comme maladies ne répondaient-ils pour la plupart à rien de réel.

Par contre, cette médecine ignorait complètement, confondait la plupart des maladies que nous distinguons aujourd'hui, en mélangeant lésion, signes, et symptômes.

\*\*\*

## Études de médecine

Deux grands groupes se partageaient alors l'Ecole de Paris, et formaient comme deux camps rivaux. Il y avait l'Ecole de Corvisart ou de l'hôpital de la Charité, et l'Ecole de Pinel ou de la Salpêtrière.

La première professait le culte des traditions hippocratiques ; son grand moyen était l'observation. L'autre se qualifiait de médecine philosophique. Sa méthode de prédilection était l'analyse ; elle divisait, subdivisait les maladies, les rangeait par classes, ordres, genres, espèces et variétés.

La méthode du professeur Pinel consistant à classer les maladies, et à lier les symptômes aux lésions.

Corvisart, professeur morose, moins populaire que Pinel, cherchait un autre chemin pour le diagnostic, en utilisant les moyens rationnels pour expliquer les symptômes.

Entre Pinel et Corvisart, Laennec entra dans le camp de la médecine dite d'observation, et y resta fidèlement attaché jusqu'à la fin de sa carrière. Il suivit les enseignements de Corvisart, dont il fut un des élèves les plus éminents et qu'il remplaça bientôt comme chef d'Ecole.

Pendant ses études chez Corvisart, il va rencontrer Gabriel Laurent Bayle, de sept ans son aîné, esprit brillant, il va devenir son meilleur ami.

Les deux amis vont travailler sans répit, guidés par maîtres exigeants, qui prêchaient l'exemple.

Les deux jeunes étudiants vont rédiger avec détails et rigueur les observations des maladies, et les résultats d'autopsie.

Laennec va acquérir à force de travail, une expérience importante. Dès le début de sa carrière, il va chercher à distinguer l'essentiel du contingent, de chercher les liens entre les lésions, et les symptômes.

En 1801, dans un mémoire lu au sein de la société de l'école de médecine, dont il faisait partie, il décrivit pour la première fois plusieurs espèces d'hydatides ou des vers vésiculaires.

Dans une lettre adressée à Dupuytren il décrivit une nouvelle membrane, la capsule fibreuse du foie qui sépare ce viscère des autres organes.

Il découvrit la capsule synoviale située entre l'apophyse de l'acromion et l'humérus.

Dès 1802, il s'est fait connaître par plusieurs découvertes importantes.

Par exemple, avant lui, on ne distinguait pas une lésion du péritoine, de celle de l'organe. En cas d'appendicite par exemple, l'appendice peut être enflammé, le péritoine qui entoure l'appendice peut être indemne ou enflammé.

Laennec distingua l'inflammation de l'appendice (appendicite) de l'inflammation du péritoine qui l'entoure (péritonite).

Il décrit, ainsi, pour la première fois le tableau clinique de la péritonite.

Bichat insistait sur l'importance de ces membranes qui tapissent les organes et sur la nécessité de les décrire, et de détecter leurs lésions en autopsie.

Bichat avait soupçonné la présence d'une membrane interne du cerveau ; Laennec isole cette membrane par la dissection et prouve que les cavités en sont intérieurement revêtues.

Il décrit pour la première fois la capsule fibreuse du foie.

# Anatomie pathologique

## La tuberculose

En 1803 Laennec est reçu premier au concours général de médecine et de chirurgie. Agé de 22 ans, il ouvre son propre cours d'anatomie pathologique avec son ami Bayle.

Laennec a déjà acquis une bonne réputation. Il a ouvert un cours libre sur l'anatomie pathologique qui le révéla comme un maître rigoureux. Pendant son travail pour préparer ses cours, accompagné par son ami et complice Bayle, il va faire une découverte médicale importante.

***

Parlons un peu de la tuberculose à cette époque pour situer l'importance de la découverte de Laennec

La tuberculose est une infection provoqueé par un bacille nommé Mycobacterium tuberculosis (mycobactérie tuberculeuse), qui peut se produire dans tous les organes du corps, et surtout dans le poumon.

Cette maladie était un fléau répandu dès l'antiquité. C'est sans doute la maladie infectieuse qui a tué le plus de personnes à travers l'histoire.

On trouve la tuberculose osseuse dans des échantillons qui datent de 8000 av JC et dans de momies égyptiennes qui datent de 3000 ans av JC.

Depuis Hippocrate jusqu'au XVIIIe siècle, cette maladie a porté plusieurs noms selon les époques et les cultures : phtisie, la mort blanche, la grande peste blanche, voleur de la jeunesse, fièvre nocturne.

Hippocrate dans son livre «les Epidémies (410-400 av JC) décrit une maladie de «faiblesse du poumon" avec fièvre et toux. Hippocrate utilisa le terme phtisie (dépérir en grec) pour décrire la tuberculose.

Hippocrate a reconnu la prédilection de la maladie pour les jeunes adultes. Il a estimé que la phtisie pulmonaire était une maladie héréditaire plutôt qu'une infectieuse.

***

La tuberculose est une lésion infectieuse chronique qui peut affecter n'importe quel organe. Les symptômes varient selon l'organe affecté. En évoluant dans le temps, les symptômes de la tuberculose changent.

La tuberculose est un exemple extrême en médecine. Il fallait attendre un changement majeur de la pensée médicale pour comprendre cette maladie, identifier ces symptômes, et préciser son diagnostic.

Pendant des siècles, on pensait que la tuberculose était une maladie héréditaire en raison de la contamination au sein de la même famille. On pensait que la tuberculose était plusieurs maladies à la fois.

Les médecins du XVIe siècle ne distinguaient pas la maladie de ces symptômes. On peut imaginer que la tuberculose faisait partie de nombreuses maladies de l'époque comme : la maladie fiévreuse, la maladie de la sueur nocturne, la toux, etc.

A travers les siècles, les médecins, les religieux, et les gens du peuple ont dit tout et n'importe quoi sur la tuberculose. On trouve même des textes de chansons attestant que la maladie ne pouvait être guérie que par le contact de la main d'un roi.

Ces textes s'adressaient à Clovis (487-511), et à d'autres monarques européens tels Robert le Pieux, ou Philippe Ier de France.

C'était une maladie mystique, mystérieuse, fléau et épidémie pour les médecins, malédiction divine ou châtiment pour les religieux.

Au débat du $19^{ème}$, certains médecins pensaient que la tuberculose est une maladie contagieuse, d'autres suggéraient qu'il s'agissait d'une maladie cancéreuse, ou héréditaire.

A l'époque de Laennec, la tuberculose était endémique en Europe.

Entre 1851 et 1910, trois à quatre millions de personnes sont mortes de la tuberculose en Angleterre et en France. L'âge moyen de ces morts varie de 15 à 34 ans. 50% des ces victimes étaient âgés de 20 à 24 ans. La maladie va devenir une mort romantique, idéalisée par certains poètes.

Qui peut oublier la dame aux Camélias ou les poèmes de Keats, ou encore les textes de Byron.

Keats, le grand poète anglais, un soir d'hiver en 1818, rentre à son domicile à Hampstead Heath à Londres, il se sentait malade, il est allé immédiatement au lit. Il toussa, il vit les traces du sang sur son oreiller. Il dit à son ami John Arbuthnot Brown : «Je sais que selon la couleur de ce sang, qu'il s'agit du sang artériel. C'est mon arrêt de mort. Je dois mourir. "

Keats est mort de tuberculose en 1821 âgé de 26 ans.

C'était ainsi la tuberculose, maladie si répandue au début de 19$^{ème}$ siècle, le siècle de Laennec.

***

En travaillant avec Bayle, et après l'analyse de 250 autopsies, Laennec va décrire des descriptions précises et fiables de nombreuses maladies pulmonaires : les dilatations des bronches, la pneumonie (inflammation des poumons), la pleurésie (épanchement liquide dans la plèvre), l'emphysème, et la tuberculose.

Laennec va décrire pour la première fois la tuberculose pulmonaire, et la tuberculose extra pulmonaire.

Il va démontrer que la tuberculose commence toujours par une lésion initiale élémentaire. Il a nommé cette lésion le tuberculum.

Il a découvert que le tuberculum existe dans les autres organes touchés par la maladie. Il déduit à juste titre, que la présence des tuberculums est la phase initiale de la phtisie.

Il décrit l'aspect de ces tuberculums dans les poumons, sous le nom milliaire (élévation dont le volume ne dépasse pas celui d'un grain de millet).

En progressant, ces tubercules augmentent de volume, leurs centres se remplissent de matériel nécrotique blanchâtre qui ressemble au fromage. Pour décrire cette nécrose, Laennec utilisa le terme nécrose caséeuse (relatif au fromage).

En troisième temps, cette nécrose continue, s'entend et forme une cavité qui peut se cicatriser, ou s'infecter, ou se remplir du sang mettant la vie du patient en danger.

Cette description de la tuberculose pulmonaire était accompagnée d'une description précise des lésions tuberculeuses extra pulmonaires. Dans l'os comme dans le foie,

Laennec a confirmé que la maladie commence par l'aspect milliaire, ces petites lésions qui se transforment en tubercules, puis se remplissent de nécrose caséeuse.

Cette découverte est primordiale dans l'histoire de la tuberculose.

Un médecin britannique nommé Percivall Pott, avait décrit en 1779 la tuberculose des vertèbres, sans pouvoir détailler les lésions élémentaires de la tuberculose. Il a décrit ces lésions nécrotiques dans les vertèbres. Aujourd'hui la tuberculose dans les vertèbres porte le nom : le mal de Pott.

Ces travaux vont être publiés par Laennec, puis par Bayle plus tard en 1810.

En dépit de l'importance de cette découverte, les travaux de Laennec offraient plus de questions que de réponses.

Il faut attendre 1843, Philipp Friedrich Hermann Klencke, un médecin allemand pour inoculer avec succès la tuberculose aux lapins à partir de la nécrose casseuse.

Cette expérimentation confirma pour la première fois que la tuberculose était une maladie contagieuse et non pas une maladie cancéreuse ou héréditaire.

La découverte majeure fut celle de Robert Koch en 1882, il a enfin réussi à identifier le bacille tuberculeux, à trouver un moyen pour le colorer.

Ces travaux vont confirmer les conclusions de Laennec, il s'agit d'une seule maladie capable d'affecter plusieurs organes.

En 1853, Hermann Brehmer, diplômé en médecine de l'Université de Berlin, a utilisé le terme tuberculose pulmonaire dans sa thèse de doctorat. C'était une première.

Robert Koch va utiliser également le terme tuberculose.

Progressivement, le terme tuberculose va remplacer le terme de phtisie.

Albert Calmette et Camille Guérin vont mettre au point un vaccin antituberculeux, dont l'efficacité ne s'avère que partielle.

Il faudra attendre la deuxième partie de XXe siècle pour parler d'une guérison de la tuberculose après la découverte des antibiotiques.

***

## La cirrhose

Laennec est l'enfant de cette méthode anatomo-clinique adoptée et perfectionnée en France.

L'enseignement de Corvisart exigeait un lien entre la lésion, le symptôme et l'évolution clinique.

L'enseignement de Pinel exigeait de classer la lésion selon un nom précis dans une catégorie précise.

En 1803, pendant ses travaux avec Bayle, Laennec a noté que le foie des malades alcooliques était volumineux, douloureux, et ferme. On parlait d'élargissement du foie.

Le foie était considéré pendant l'antiquité comme l'organe des émotions que le visage et la parole n'expriment pas.

Les prêtres examinaient le foie des animaux sacrifiés, à Babylon, et en Egypte et chez les grecs pour savoir si les dieux acceptaient le sacrifice.

Depuis l'antiquité, les médecins savaient que l'abus d'alcool affecte le foie d'une façon ou d'une autre. Les médecins ne savaient pas si le foie ferme et élargi est un problème lié seulement à l'alcool ou à d'autres causes.

Aretaeus (2ème siècle après JC) a inventé le terme grec «skirros", (ferme). Il pensait que l'inflammation du foie conduit à son durcissement. En 1543, Vésale décrit un aspect granulé de la surface du foie et associe ces changements à la consommation d'alcool.

Un dessin de J. Brown (1685) montre les nodules qui apparaissent en cas de foie alcoolique. Un autre grand médecin, Morgagni (1761) a également décrit comment ces nodules hépatiques compriment les petits vaisseaux du foie.

En cas d'intoxication alcoolique chronique, le volume de l'organe est tantôt normal, tantôt augmenté, tantôt diminué ; il devient de consistance dure, généralement avec des petits nodules perceptibles par la palpation.

Laennec connaissait ce que les médecins avant lui ont écrit sur cette lésion, mais il ne trouva aucune description valable.

Le foie peut être volumineux comme il peut être petit, peut avoir des nodules ou pas. Les patients souffraient de symptômes légèrement différents.

En comparant l'aspect des foies alcooliques, il note un changement constant celui de la couleur.

Le foie alcoolique devient jaune, ou roux, alors que le foie normal est rouge foncé.

Il chercha parmi les mots grecs la description qui convient le mieux. Il a inventé le terme Cirrhose (jaunissement) pour décrire cette phase de la maladie alcoolique du foie.

Il décrit pour la première fois dans l'histoire de la médecine le foie atrophique, l'organe affecté par la cirrhose perd son volume et devient plus ferme.

Il a réussi à expliquer comment les médecins qui ont décrit la cirrhose avaient décrit en réalité plusieurs étapes de la même maladie.

Le foie peut être volumineux et douloureux au début de la cirrhose, peut devenir petit et atrophique dans les phases avancées.

Il a constaté que les nodules qui accompagnent la cirrhose peuvent être de petite taille ou de grande taille.

Il distingue une cirrhose macro nodulaire (des gros nodules) de la cirrhose micro nodulaire (à petits nodules.)

Après avoir associé la cirrhose à ses symptômes, après avoir classé cette maladie dans une catégorie, il a cherché comment graduer cette maladie selon sa sévérité. Même aujourd'hui, les médecins parlent de cirrhose Laennec stade 1 ou 2 ou 3.

Il faut attendre 25 ans pour avoir la première description microscopique de la lésion par F. Kiernan (1833), puis par Carswell (1838) et Hallmann (1839).

En 1911. Mallory va définir la cirrhose, en ajoutant des critères microscopiques aux critères proposés par Laennec.

***

## Le mélanome

C'est une tumeur noire de la peau et d'autres organes. C'est un cancer agressif des cellules mélanocytaires responsables de la pigmentation de la peau.

Les premières descriptions du mélanome dans l'histoire sont apparues dans les écrits d'Hippocrate et plus tard dans les écrits du médecin grec Rufus de Eupheses.

On a trouvé des métastases du mélanome dans les squelettes des momies précolombiennes.

Entre 1650-1760, cette tumeur noire est étudiée dans les travaux de Highmore (1651), Bonet (1651), et Henrici et Nothnagel (1757). On parlait des «tumeurs noires fatales avec métastases noires dans le corps".

Le chirurgien écossais John Hunter, travaillant à l'hôpital St George à Londres a réalisé la première ablation chirurgicale de cette tumeur dans l'histoire en 1787, en opérant avec succès un mélanome de la mâchoire d'un homme de 35 ans.

Cette pièce chirurgicale conservée, le diagnostic de Hunter a été confirmé en 1968 avec succès.

*  *  *

Revenons en 1804

Laennec travaille dans l'hôpital de la charité, son patron est Jean-Nicolas Corvisart, qui est devenu cette année là le médecin personnel de l'empereur Napoléon

Bonaparte.

La formation de Laennec a été marquée par le principe : Lire, voir, puis faire.

Il a été honoré par deux distinctions convoitées. D'abord, il a été invité par ses maîtres à joindre à la société d'instruction médicale, puis il a passé l'examen sélectif qui lui a permis l'entrée dans un programme spéciale de formation médicale.

En 1803, il a été honoré par le gouvernement par le Premier Prix en médecine et en chirurgie.

Cette année 1804 est une année de succès, sa thèse de doctorat est acceptée en 1804. Il devient membre de la société des écoles de Médecine.

Il se consacre à l'anatomie pathologique. Plus tard, Cuvier, en 1810, le cite parmi les six plus grands spécialistes de cette discipline depuis 1789, les autres étant Portal, Bichat, Dupuytren, Corvisart et Bayle.

Avec Bayle, Il ouvre un cours d'enseignement privé d'anatomie pathologique.

Ses étudiants appréciaient dans ces cours ses qualités scientifiques et personnelles. Il décrivait un maître courtois, plein de gentillesse, rigoureux et patient.

Parmi ces étudiants étrangers les plus célèbres, on peut citer Thomas Hodgkin (1798-1866) qui va décrire la maladie d'Hodgkin, et le célèbre médecin écossais qui deviendra sir John Forbes (1787-1861), et qui va traduire plus tard les travaux de son maître Laennec en anglais.

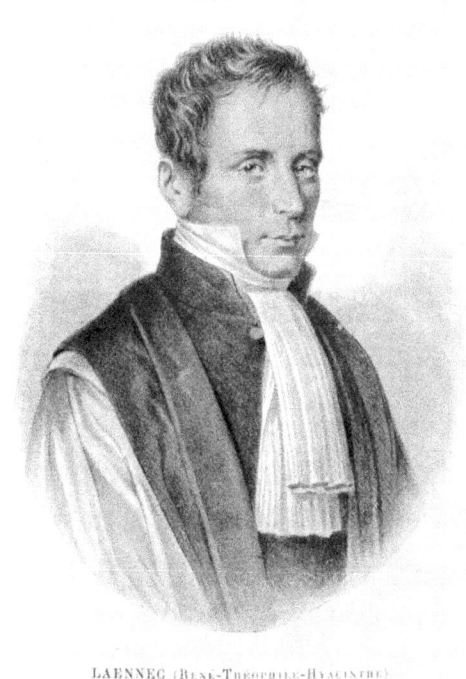

LAENNEC (René-Théophile-Hyacinthe)
Né en 1781

Portait de Laënnec à l'accueil de la Bibliothèque nationale américaine de médecine.

Laennec travaille sur les métastases noires dans les poumons. Il est aidé par un chirurgien talentueux : le baron De Dupuytren.

Laennec devait affronter une réelle difficulté. Dans les poumons, les poussières peuvent noircir les alvéoles pulmonaires. Les ganglions lymphatiques peuvent devenir noirs en captant certaines particules (charbon, polluants atmosphériques).

La tuberculose pulmonaire peut créer aussi des masses foncées ou noirâtres dans les poumons.

Aidé par De Dupuytren, il a élaboré des critères précis pour distinguer le cancer noir des lésions noires non cancéreuses qui peuvent exister dans les poumons.

Il a déjà noté que les ganglions bronchiques sont plus riches en carbone que les lésions cancéreuses, et que les lésions cancéreuses sont d'une consistance différente de celle des poumons normaux.

Il n'a aucun moyen à part les analyses chimiques pour faire le diagnostic.

Laennec a commencé par chercher un nom pour remplacer ces multiples noms qui circulent pour décrire la même lésion. Il a choisi le mot grec mélos (noir) et le mot grec ome (masse) pour forger le nom de cette maladie : mélanome.

En deuxième temps, il décrit des mélanomes pulmonaires enkystés, ou sans kystes, des mélanomes qui infiltrent les poumons, ou la surface des poumons.

Il a présenté le cas d'une patiente de 59 ans, admise à l'hôpital de Saint Louis qui souffre de difficultés respiratoires, de toux et de tumeurs noires sur la peau.

Après son décès, Laennec confirma que les lésions des poumons sont des lésions secondaires aux tumeurs noires cutanées.

Ces résultats sont publiés en 1804 puis en 1806 dans une version plus détaillée.

Cette publication sur le mélanome a entraîné une rupture définitive entre Laennec et De Dupuytren (l'ancien chirurgien de Napoléon Bonaparte).

Le baron affirmait que son travail n'a pas été suffisamment mentionné et reconnu.

Quelques années plus tard, un autre étudiant de Dupuytren, Jean Cruvcilhier va publier en 1829 une étude sur les mélanomes de la main, et des pieds.

***

Et le mélanome depuis Laennec ?

Quelques années après le décès de Laennec, en 1857, Norris décrit huit cas de mélanome en précisant un lien entre les grains de beauté (naevus) et le mélanome. Il pensait que l'exposition solaire devrait jouer un rôle dans l'apparition de ce cancer.

En 1853, Sir James Paget, un chirurgien à l'hôpital

St. Bartholomew à Londres a présenté un rapport sur 25 cas de mélanome où il insistait sur le fait que cette tumeur passait pendant sa croissance en deux phases : la première est une expansion horizontale où la tumeur grandit puis une deuxième phase, verticale, où la tumeur infiltre en profondeur.

A la fin du 19$^e$ siècle, les traitements du mélanome se composaient de ligature, excision, application du chlorure de zinc, et ou d'amputation.

L'anesthésie devenue disponible, Herbert Neige, chirurgien de Londres préconisait une ablation du mélanome et des ganglions lymphatiques au voisinage de la lésion.

Il fallut attendre la deuxième moitié de 20$^{ème}$ siècle pour modifier le regard scientifique sur le mélanome.

En 1966, Wallace Clark conçoit pour la première fois une échelle standard pour évaluer le pronostic du mélanome sur la base de l'examen microscopique et sur la profondeur de l'infiltration.

En 1970, Alexander Breslow a proposé un système plus précis, pour évaluer l'évolution de la lésion, en mesurant l'épaisseur de la tumeur.

Les travaux de Breslow sont encore utilisés par les médecins comme base de diagnostic et de traitements.

Au début du 21$^{ème}$ siècle, le traitement du mélanome consistait à utiliser la chirurgie avec un curage (ablation) des ganglions lymphatiques si besoin. Cependant, la médecine était impuissante en cas de métastases.

Les études récentes ont confirmé que les mutations génétiques jouent un rôle important dans le mélanome.

5 à 12% des mélanomes sont héréditaire, dont 40% portent une mutation du gène CDKN2A, situé sur le chromosome 9. De nombreuses familles de mélanome ont été identifiées avec des mutations CDKN2A.

Actuellement, il existe des médicaments capables de traiter avec efficacité les métastases du mélanome en inhibant certaines activités des cellules tumorales (nommés BRA inhibitoires, et c-KIT inhibitors).

Il s'agit de la troisième révolution concernant le mélanome après celle de Laennec qui précisa le nom et le diagnostic, celle de Breslow qui précisa l'évolution de cette maladie.

***

L'anatomie pathologique est la science du diagnostic médical. C'est une science récente, qui prend en compte l'organe, la lésion, son aspect, puis sa structure microscopique pour faire le diagnostic.

Le père de l'anatomie pathologique est un grand médecin italien, nommé Morgagni, professeur de médecine à Padou.

Il a publié 50 ans avant Laennec un livre d'une

importance majeure en médecine : De sedibus et causis morborum per anatomen indagatis, publié en 1768.

Dans ce livre, pour la première fois dans l'histoire de la médecine, un médecin analyse des centaines d'autopsies et d'études anatomiques pour lier la lésion à l'organe. La fièvre n'est plus une maladie mais un symptôme, la douleur aussi. L'ulcère gastrique est une lésion différente de l'ulcère colique.

Laennec va enrichir cette science nouvelle en étudiant les lésions, organe par organe puis tissu par tissu. Il est le premier médecin à envisager l'anatomie pathologique comme une science d'ensemble.

*« L'anatomie pathologique, dit Laennec, est une science à part ; elle doit trouver en elle-même une méthode qui lui soit propre, et une classification fondée par la nature des objets dont elle s'occupe, c'est-à-dire sur celle des lésions considérées indépendamment des symptômes qui les accompagnent et des lieux où elles existent. »*

Laennec chercha une classification méthodique. Cette classification, il l'avait préalablement enseignée dans ses cours consacrés à l'anatomie pathologique. Cette classification est restée longtemps utilisée.

Laennec avait repris l'œuvre de Morgagni, en la modernisant.

Il a décrit de nombreuses lésions, en détaillant leurs aspects, leurs formes et leurs évolutions.

Laennec travaillait avec son ami Bayle; il avait trouvé dans cet homme l'ami et le confrère aussi dévoué que lui au culte de l'anatomie pathologique.

*« Depuis l'année 1801, dit Laennec, jusqu'à celle de sa mort, c'est-à-dire pendant environ quatorze ans, Bayle a passé bien peu de jours sans faire des ouvertures de cadavres, et souvent plusieurs dans le même jour. Il recueillait des notes exactes sur toutes, ainsi que sur les maladies auxquelles ces sujets avaient succombé. »*

Les Recherches sur la phtisie pulmonaire publiées en 1810 furent le fruit d'énormes travaux.

L'évolution des lésions de la tuberculose est une première dans l'histoire de la médecine.

Laennec décrit l'aspect des lésions de la tuberculose pulmonaires dès le début la maladie et durant toute son évolution.

Broussais attaqua ce livre avec violence déclarant qu'il n'y avait rencontré qu'un ennuyeux empirique et un fatalisme désespérant ; il ajouta plus tard qu'il en était encore à comprendre comment cet ouvrage avait pu valoir à son auteur une réputation.

Pourtant, nul avant Laennec, n'avait encore enrichi la science de descriptions étendues et aussi exactes sur cette maladie.

Cette perfection inconnue dans les descriptions, cette précision dans l'étude des lésions, irritaient Broussais. Il reprochait à Laennec d'affirmer avec une intrépidité les transformations successives des lésions.

« Il semble, dit-il, qu'il ait été dans l'intérieur du corps de ses malades, au moment où cette matière a paru d'abord sous l'état cru, qu'il put vu croître, envahir les tissus, etc. »

Dans son traité de l'auscultation, Laennec Répondit : « *M. Broussais croit-il que le naturaliste qui a trouvé sur le même buisson la larve, la nymphe, et le papillon dans leurs divers degrés de développement, ait besoin pour décrire les métamorphoses de cet insecte, de s'enfermer dans l'œuf ou dans la chrysalide?* »

Il est difficile de donner un aperçu des travaux d'anatomie pathologique accomplis par Laennec, mais à titre d'exemple, on peut citer ses travaux sur la plèvre : épanchements pleurétiques, le développement et l'organisation subséquente des fausses membranes, les perforations de la plèvre dans le cours de la pleurésie, les pleurésies hémorragiques, chroniques, symptomatiques, et enfin l'étude du rétrécissement de la poitrine à la suite de certaines pleurésies. On retrouve autant pour les poumons, pour le cancer, pour le foie, le cœur et autres.

Laennec professa l'anatomie pathologique comme une science indépendante et non pas comme une science secondaire. Selon lui, la lésion provoque le symptôme et le signes cliniques.

Ce point de vue, si discuté à son époque est une évidence dans la médecine moderne.

***

# Médecine privée

Le 11 juin 1804, il est reçu docteur en médecine, après avoir soutenu avec le plus grand éclat sa thèse inaugurale, sur la Doctrine d'Hippocrate appliquée à la médecine pratique.

Dès lors, le souci de son indépendance, que Laennec gardera toute sa vie, s'était fait jour, et c'est dans cet esprit qu'il termine sa thèse par cette citation caractéristique : Liberam profiteor medicinam, nec ab antiquis sum, nec a novis ; utrosque, ubi veritatem colunt, sequor. Magni facio soepius repetitam experientiam (Je professe une doctrine libre : je ne suis ni des anciens, ni des modernes ; mais je me mets à la suite des uns et des autres, partout où ils professent le culte de la vérité ; ce que j'estime le plus, c'est l'expérience répétée).

Cette thèse se compose de trois paragraphes précédés d'un préambule, dans lequel l'auteur expose quelques considérations générales. Il fait remarquer que les différences entre les hommes qui s'occupent de ces sciences, viennent moins des faits eux-mêmes que des idées systématiques ou théoriques.

*** 

Sans soutien ni amis dans l'administration hospitalière, il ne trouva pas de travail dans les hôpitaux parisiens.

Les difficultés financières obligèrent Laennec à la pratique médicale en cabinet privé.

Pendant dix ans, de 1804 à 1814, Laennec ouvre un cabinet privé et se consacre à sa clientèle. Il reçoit chez lui, au n° 5, rue du Jardinet, Paris VIème. En 1807, il s'installe au n° 3, dans un logement plus spacieux.

Il a 24 ans, il trouve ses patients dans les cercles correspondant à ses convictions politiques et religieuses. Il soigne des célébrités, notamment des bretons illustres ( Félicité de Lammenais, et Chateaubriand et son épouse.)

François René de Chateaubriand parfois dépressif, souffrait de palpitations et craignait le pire.

Il fut totalement guéri après avoir été rassuré par Laennec qui ne lui prescrivit rien sinon des promenades.

Céleste de Chateaubriand était, bronchitique et consultait de temps en temps celui qu'elle appelait son « petit secco».

En 1818, alors que son médecin habituel redoute une maladie fatale, Laennec rectifie le diagnostic par l'auscultation et lui prédit qu'elle va guérir, et c'est ce qui se passe.

En 1809 : il devient le premier médecin du cardinal Joseph Fesch, oncle de Napoléon.

Il s'occupe aussi de nombreux ecclésiastiques et de plusieurs communautés religieuses.

Enfin, en Janvier 1822, introduit par son maître Hallé, il devient médecin à la cour, auprès de la duchesse de Berry.

***

Laennec est un homme pieux. Laennec met en pratique la charité chrétienne en étant, entre 1808 et 1815, médecin adjoint dans le quatrième dispensaire de la société philanthropique.

Deux matinées par semaine, il soigne les patients pauvres, où consultations et vaccinations étaient gratuitement offertes au dispensaire de la Société philanthropique, 35, rue Lacepède.

En 1805, il avait demandé 4 francs d'honoraires à son premier malade (un asthmatique).

La progression de ses revenus professionnels fut spectaculaire : 2 400 francs en 1807, 3 400 en 1808, 8 000 en 1811, 11 000 en 1813, auxquels s'ajoutait, depuis 1808, un traitement de 3 000 F comme médecin attitré du cardinal Fesch, 12 000 en 1817 et 1819, 43 000 en 1822.

***

En même temps, pendant ces années, il est devenu éditeur et contributeur au « journal de la médecine, de la chirurgie et la pharmacie, où il publia ses études et les études d'autres médecins.

En 1805, dans le journal de Corvisart, Leroux et Boyer, et, sept ans plus tard, dans le Dictionnaire des sciences médicales, Laennec fait paraître un long travail sur l'anatomie pathologique.

A la classification de Bichat, qui comprenait, sous deux grandes classes, toutes les altérations organiques, Laennec, en substitue une autre plus compliquée, et plus précise.

En 1806 et 1812 Laennec est reçu membre de deux sociétés savantes de Liège.

Laennec a été reçu le 22 juillet 1806 comme membre correspondant de la Société libre des Sciences physiques et médicales de Liège.

Il a reçu le même honneur, le premier août 1812, de la Société d'Emulation de Liège. Ces deux sociétés savantes de Liège semblent d'ailleurs les seules sociétés étrangères dont fut membre Laennec.

Le diplôme de 1806 est conservé dans les papiers de Laennec.

Laennec entretient des rapports étroits avec plusieurs médecins membres correspondant de ces sociétés belges : Fleury chirurgien à Clermont, Jouilleton à Amiens, Louyer-Villermay à Paris, Nysten, Renauldin, Roux, Schwilgué, Sédillot, Soemmering, Tonnelier entre autres dont il cite les travaux.

Il soigne en 1806 le docteur Bellefroid de Liège avec qui il correspond encore en 1825. En 1809, l'école de médecine à Paris devient faculté de médecine. Laennec devient docteur de la faculté de médecine.

En 1812, il est nommé médecin collaborateur à l'hôpital de Beaujon.

# La chute de l'empire

En 1814, la France paie les revers de Napoléon. Cette année sera une année pénible pour la France et pour les parisiens. C'est le chaos, Paris désertée par crainte des cosaques.

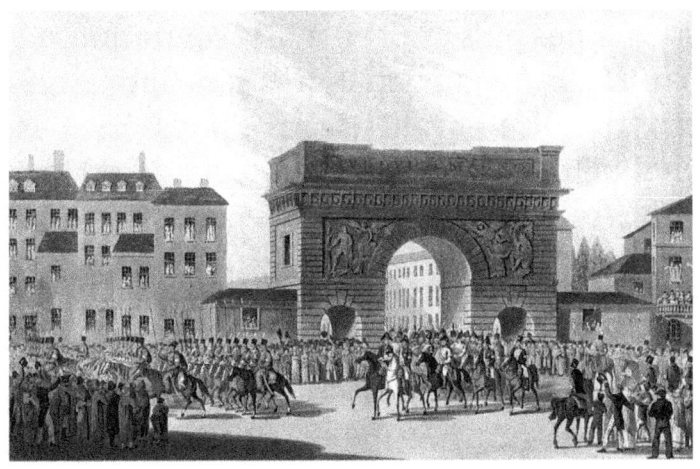

Entrée des armées russes à paris. Tableau d'un peintre inconnu

Une armée coalisée de 500000 soldats, des monarques coalisés veulent mettre fin à vingt ans de guerre, à la Révolution et abattre Napoléon, qu'ils appellent l'*Usurpateur*.

Napoléon est affaibli, il ne peut leur opposer qu'une armée de 70 000 hommes qui comprend la garde impériale. Napoléon réussit avec cette armée réduite à battre successivement ses ennemis divisés mais sans réussir à empêcher les Alliés d'entrer à paris le 30 mars, livrée par le maréchal Marmont. Napoléon avait calculé qu'il pouvait recevoir 900 000 hommes en renfort, entre nouvelles recrues et troupes en garnison en Allemagne, Belgique et Hollande.

Ces plans ne purent se réaliser, ces renforts n'ayant pu être mobilisés à temps. Napoléon abdique le 6 avril à Fontainebleau.

Paris tombe le 31 Mars, Napoléon est exilé à l'île d'Elbe. Quelques semaines plus tard, c'est la restauration et le retour du roi. Les hôpitaux militaires sont surchargés, les hôpitaux publics envahis par les blessés et les malades du typhus : 18 000 hommes pour 2 200 lits à la Salpêtrière.

Un tiers des 700 médecins qui s'en occupent va mourir à la tâche.

Laennec se porte volontaire.

***

À la Salpêtrière, il assiste les jeunes soldats malades du typhus. Sa maîtrise de sa langue natale lui permettait d'aider des soldats bretons, qu'on a arraché à leurs terres et à leurs maisons pour faire la guerre. Ils ne parlaient pas toujours la langue française.

Il remarque que leur santé s'améliore plus vite lorsqu'on les regroupe entre eux, en les faisant prendre en charge par un médecin et visiter par un prêtre qui parlent breton. C'est pour lui une première approche de la dimension psychosomatique du soin.

En août 1814, il peut se rendre en Bretagne pour procéder à la restauration du manoir de Kerlouarnec, à Ploaré (Finistère), qui lui venait de sa mère.

Il semble qu'il est resté un certain temps en Bretagne pour échapper au chao de Paris où les régimes et les soldats défilent.

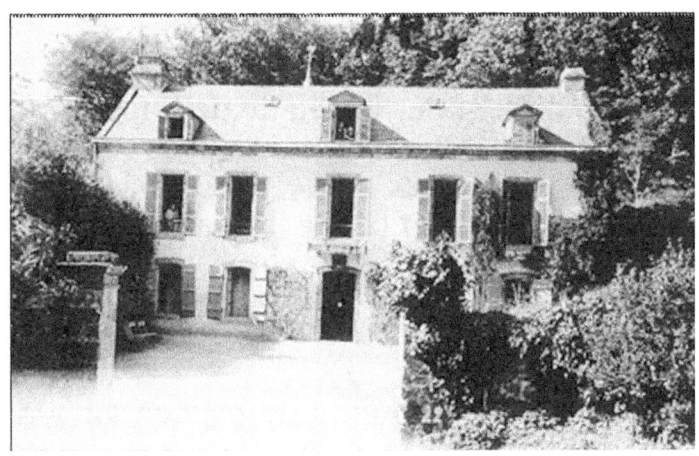

On déclare la chute du premier empire le 6 avril 1814. Progressivement, la France se dirige vers la période de la restauration.

C'est le retour de la souveraineté monarchique des Bourbons, sous la forme d'une monarchie constitutionnelle organisée par la charte de 1814. Le roi Louis XVIII est proclamé roi des français.

Cents jours, de 20 mars à 8 juillet 1815, l'empereur déchu va reprendre le pouvoir. C'est la fin de la première restauration.

Les militaires, placent leurs espoirs en leur empereur qui débarque au Golfe Juan le 1$^{er}$ mars 1815, avec un millier d'hommes. Le gouvernement tente de lui opposer des forces armées mais les soldats rejoignent les troupes de l'Empereur.

La défense de Paris s'annonce difficile. Louis XVIII quitte paris pour Gand en Belgique.

Ces cents jours finissent par la défaite de Napoléon le 18 juin 1815 à Waterloo en 1815.

Le roi regagne la capitale et confie le gouvernement à Talleyrand.

*** 

Laennec retourne à Paris pour accompagner son ami, et complice Bayle vers son dernier voyage. Il savait que la tuberculose l'avait affaiblie, mais son dernier voyage dans son pays natal sembla améliorer un peu sa santé.

Laennec avait traité autant que possible la phtisie de son ami. La maladie a fini par emporter Bayle à l'âge de 42 ans.

Il avait noté que son ami était profondément affecté comme bien des français par les interminables guerres de Napoléon et qui ont vécu la défaite dans leur chair.

C'était une journée ensoleillée de mai 1816. Laennec pleurait son ami, le méridional calme et joyeux bayle, mort d'une maladie qu'il avait si longtemps étudiée et si analysée.

Ironie de l'existence humaine.

Bayle était mort inconsolable, des rêves de la révolution, de la défaite de la France en 1815.

Lui, qui était venu la première fois à Paris pour représenter les habitants de son district dans la convention. Lui qui rêvait de la révolution comme moyen d'avoir une société d'égalité et de fraternité, était le témoin d'une révolution qui engendre un empereur et qui se termine par l'occupation de Paris. Même le soleil de sa Provence n'a pas consolé Bayle.

Très affecté par les évènements de 1815, il meurt avec résignation.

Devant une tombe béante dans la 28ème division du cimetière du père Lachaise, la France enterrai un grand médecin, Laennec pleurait son ami, son associé et le compagnon des ses années d'études.

Laennec, triste, et déprimé décida de quitter Paris, et de repartir en Bretagne.

Simple repos !

Définitivement !

# Laennec à Necker

Le sort va en décider autrement.

Le 11 mai, G.L. Bayle, son ami le plus intime, son collaborateur de tous les instants, dans ses travaux et dans la clientèle, était, le 11 mai, emporté par la tuberculose. Le dernier lien qui le retenait à Paris se trouvait ainsi définitivement rompu.

Laennec attristé par le décès de son ami Baye semble vouloir changer de vie et quitter Paris définitivement.

En août 1814, mis en possession de la propriété familiale après une entente difficile avec son père, il y avait fait un long séjour, pour rénover cette maison en ruine. Il pourrait vivre au grand air, et s'y adonner à la chasse.

Au début de 1816, Laennec, se sentant malade, n'a plus d'espoir d'être nommé à la Faculté, ni dans les Hôpitaux. Il prit la résolution de se retirer dans son domaine breton de Kerlouarnec.

En juin 1816, en courant à ses visites, il se heurte à un homme maigre, chauve : Louis Becquey. Un homme politique de sa connaissance, député royaliste, nommé sous Secrétaire d'Etat à l'Intérieur, dont dépendait l'Assistance Publique.

Les deux hommes étaient voisins, Laennec logé au n° 3 de la rue du Jardinet, et Becquey, 2, rue de Tournon, à quelques centaines de mètres.

Ils causèrent, et c'est alors que le sous-ministre fit à Laennec une proposition inattendue, et qui devait bouleverser sa vie.

- J'ai pensé à vous il y a quelques temps. Une place de médecin à l'Hôpital Necker est vacante. Nous avons besoin d'un médecin renommé et compétent. Qu'en dites-vous ?

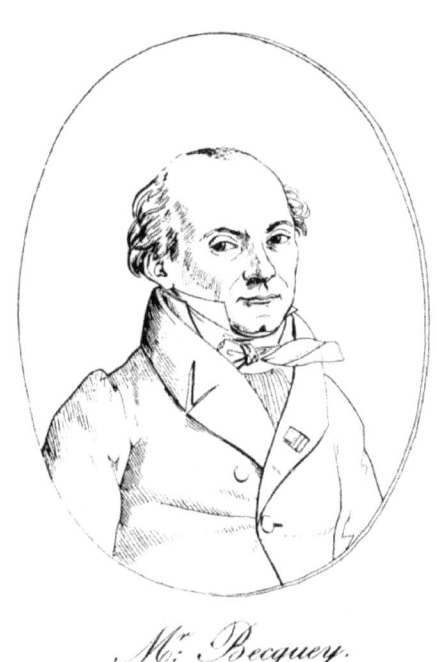

M: Becquey.

François-Louis Becquey était né en Champagne, à Vitry-le-François, le 14 septembre 1760. Il était membre de l'Assemblée provinciale de Champagne. Après 1789, il devient procureur général-Syndic de la Haute-Marne. Le 30 août 1791, il était élu à l'Assemblée Législative.

Rentré à Paris sous le Directoire, il retrouva ses amis royalistes et s'affilia au Comité qui représentait en France la contre-police de Louis XVIII.

Becquey, pendant le Consulat et l'Empire, semble s'être rallié franchement au nouveau régime. Il était nommé par le Sénat député au Corps législatif. En 1810, il devenait Conseiller de l'Université.

Louis XVIII, dès sa rentrée, le nommait, le 16 mai 1814, Directeur général de l'Agriculture, du Commerce et des Arts et Manufactures.

Après les Cent-Jours, le 22 août 1815, Becquey fut élu député à la Chambre par le Collège de la Haute-Marne. Le 18 mai 1816, Laîné, devenu Ministre Secrétaire d'Etat à l'Intérieur, le prit comme Sous-Secrétaire d'Etat.

L'époque exigeait pour les nominations de fonctionnaires zélés et sans reproche vis-à-vis de la monarchie.

Parmi la vingtaine de médecins candidats au service vacant de Necker, aucun, probablement, ne donnait satisfaction entière du point de vue politique. Laennec arrivait donc à la minute précise où il pouvait représenter le candidat parfait.

Ce n'était pas là une offre exceptionnelle car Necker n'était qu'un petit hôpital : une centaine de lits de médecine en tout, éloigné du centre, sans le prestige de la Charité ou l'Hôtel-Dieu.

Laennec n'hésita donc pas longtemps à changer son fusil d'épaule et à troquer ses rêves campagnards contre une bonne réalité hospitalière.

En dépit de sa mauvaise santé, Laennec accepte de commencer une carrière de médecin hospitalier.

\*\*\*

En 1816, quand Laennec intègre *l'Hôpital Necker*. C'est un établissement de 120 lits, un modèle d'efficacité et d'hygiène. Un lieu de recherche, l'autopsie y est systématique en cas de décès. Laennec est présent à l'admission des patients ; il dicte aux étudiants les histoires cliniques puis ajoute quelques annotations.

Les observations relatent l'histoire détaillée de la maladie, et précisent les aspects psychologiques, l'origine sociale, le tempérament du patient. Le diagnostic clinique et le cas échéant, autopsique figure en première page du dossier.

A l'hôpital Necker, en sa qualité de chef de service, il s'intéresse aux maladies des poumons en utilisant la technique de percussion décrite pour la première fois par le médecin autrichien Léopold Auenbrugger en 1761 dans son ouvrage *Inventum Novum* et diffusée par Corvisart. Il s'agit d'une méthode qui informe sur l'état d'un organe par l'écoute du bruit rendu par la frappe des doigts au niveau de ce dernier.

Les médecins plaçaient l'oreille sur la poitrine du patient pour écouter les bruits son cœur et de ses poumons.

Laennec jugeait cette méthode embarrassante lors du traitement des femmes, en particulier celles en surpoids car le médecin doit appuyer profondément sa tête sur le sein de la patiente afin que son oreille puisse apercevoir les bruits du cœur.

Les mœurs, en ce temps-là, étaient pudiques. Un médecin, était obligé souvent de deviner un mal à travers plusieurs épaisseurs de tissus qu'on ne soulevait pas pour lui, risquait fort sa réputation ou sa dignité s'il osait appuyer sa tête sur le corps de ses patients.

Laennec se préoccupait de concilier les exigences de la morale et les intérêts de l'observation scientifique, et ce fut cette préoccupation qui le conduisit à sa découverte.

***

Quand une jeune femme en surpoids vint se plaindre de problèmes de poitrine, il a trouva la méthode traditionnelle d'écouter les battements de coeur inefficace, et embarrassante.

En novembre, traverse la cour du Louvre, il voit des enfants qui se transmettent des messages acoustiques aux deux extrémités d'une longue poutre, l'un grattant la poutre, l'autre écoutant, l'oreille sur le bois. Il eut l'idée d'écouter le coeur de sa patiente avec un cahier de papier roulé en cornet acoustique placé d'un côté sur la poitrine de la femme et l'autre à son oreille. Il pouvait maintenant entendre plus clairement les sons.

Laennec écrit :

*« Je fus consulté en 1816 pour une jeune personne qui présentait des symptômes généraux de maladie du cœur et chez laquelle l'application de la main et la percussion donnait peu de résultats en raison de l'embonpoint ... Je vins à me rappeler un phénomène d'acoustique fort connu. Si l'on applique l'oreille à l'extrémité d'une poutre, on entend très distinctement un coup d'épingle donné à l'autre bout.*

*J'imaginai que l'on pourrait, peut-être, tirer parti, dans le cas dont il s'agissait, de cette propriété des corps. Je pris un cahier de papier, j'en formai un rouleau fortement serré, dont j'appliquai une extrémité sur la région précordiale et, posant l'oreille à l'autre bout, je fus aussi surpris que satisfait d'entendre les battements du cœur d'une manière beaucoup plus nette et plus distincte que je ne l'avais fait par l'application immédiate de l'oreille.»*

C'est dans l'année 1817 que Laennec développe sa technique. En 23 Février 1818, il la présente à l'Académie des Sciences, *«Mémoire sur l'auscultation à l'aide de divers instruments d'acoustique employée comme moyen d'exploration dans les maladies des viscères thoraciques et particulièrement dans la phtisie pulmonaire »*.

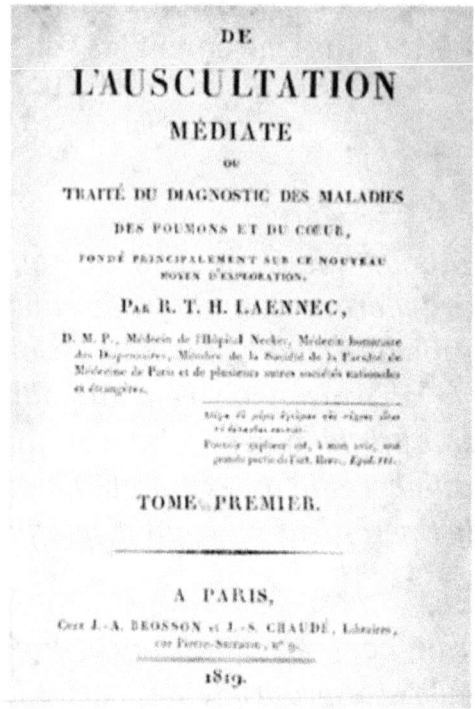

Couverture de l'auscultation médiate ou traité du diagnostic des maladies des poumons et du coeur, publié à Paris en 1819.

Laennec appela cet instrument stéthoscope ( stethos= poitrine, scopie = examiner).

Le premier stéthoscope est constitué de trois feuilles de papier enroulées aux extrémités fermées.

Dès Février 1818, c'est un cylindre de bois de 30 cm sur 3 cm, avec un canal central de 6 mm, et une forme d'entonnoir évidé du côté du patient. Il est composé de deux parties adaptables.

Un peu plus tard, un obturateur permet de faire évoluer l'instrument d'une forme en entonnoir (pour écouter la respiration et les râles) à une forme avec un canal droit cylindrique (plus adaptée pour le cœur).

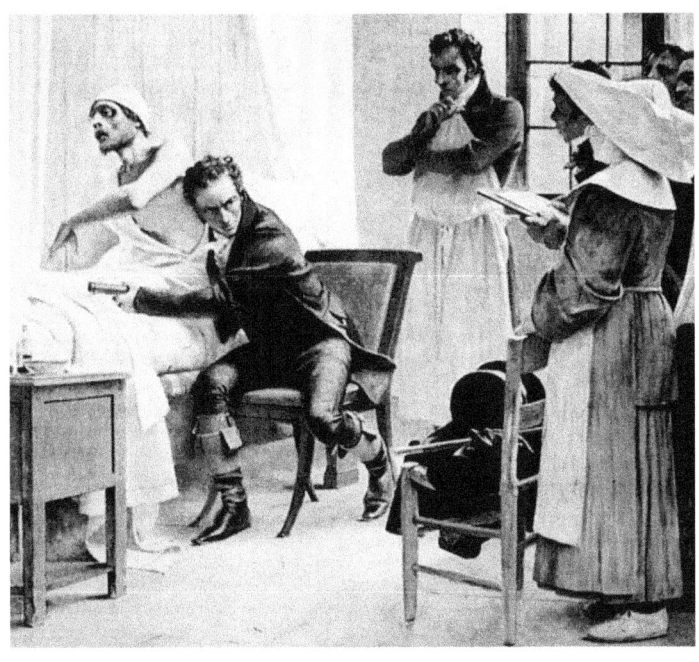

Laennec à l'hôpital Necker ausculte un phtisique devant ses élèves (1816). Peinture de Théobald Chartran.

« En effet, dit Pariset en parlant de l'auscultation, appliquez ici ou là l'oreille sur la poitrine, écoutez les impressions qu'elle reçoit. Vous entendrez les bruits les plus étranges : des retentissements de caverne, des murmures, des gargouillements, des ronflements, des sons de basse, des tintements de métaux, des râles, des souffles, des raclements et des cris de râpe. Si vous faites parler les malades, vous entendrez des voix incertaines, entrecoupées, chevrotantes, et contrefaisant ainsi par leur timbre les cris de certains animaux. Vous entendrez des éclats de voix qui viendront vous frapper brusquement comme s'ils avaient percé la poitrine. »

***

# Auscultation

Laennec a découvert que les bruits cardiaques pouvaient être mieux entendus en utilisant l'auscultation. Laennec a travaillé pendant 3 années à améliorer son instrument vérifiant divers types de matériaux et de formes pour perfectionner le stéthoscope. Après plusieurs expérimentations, il a décidé d'utiliser un tube creux en bois de 3,5 cm de diamètre et 25 cm long.

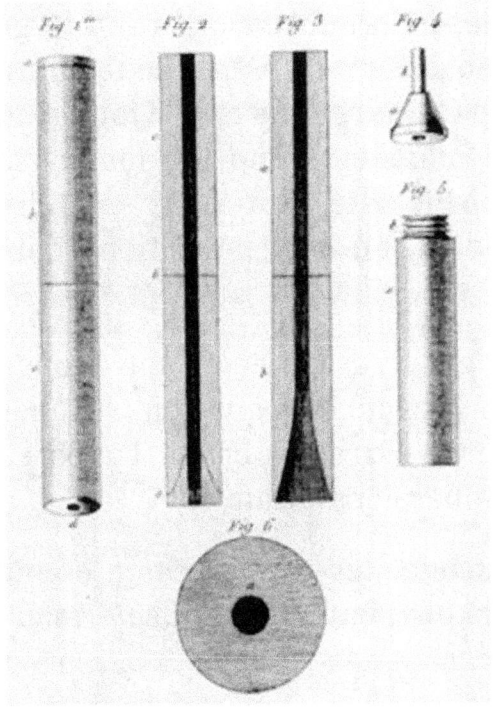

«La première fois, dit-il, que j'employai ce moyen, je fus aussi surpris que satisfait d'entendre les battements du cœur d'une manière beaucoup plus nette et plus distincte que je ne l'avais jamais fait par l'application immédiate de l'oreille.

Je prévis de suite que ce moyen pouvait devenir une méthode utile et applicable, non seulement à l'étude des battements du cœur, mais encore à celle de tous les mouvements qui peuvent produire du bruit dans la cavité de la poitrine, et par conséquent à l'exploration de la respiration, de la voix, du râle, et même de la présence d'un liquide qui serait épanché dans les plèvres ou le péricarde ».

Laennec avait le sens des mots nouveaux. Il a déjà forgé des mots comme cirrhose, ou mélanome. Cette fois, il appela son invention le Cylindre. Plus tard, il forgea un nom plus scientifique : le stéthoscope. Il nomma sa méthode d'auscultation médiate, c'est-à-dire entendre soigneusement à l'aide ( ou par médiation) d'un instrument.

Cet instrument changera sa carrière, un monde nouveau se révéla à lui. Il savait déjà que deux organes dans le thorax peuvent émettre des bruits, l'appareil cardia vasculaire et l'appareil respiratoire.

Il a fallu au début ausculter les personnes en bonne santé pour apprendre à distinguer les bruits normaux du cœur, et des poumons.

En deuxième temps, il a fallu distinguer les bruits qui accompagnent certains symptômes comme la toux. Il découvrit un principe simple. Les bruits de la toux sont identiques quelque soit la lésion.

L'air entre, puis sort. Son passage provoque provoque un bruit identique qui ne change pas selon la lésion ou selon la gravité de la lésion.

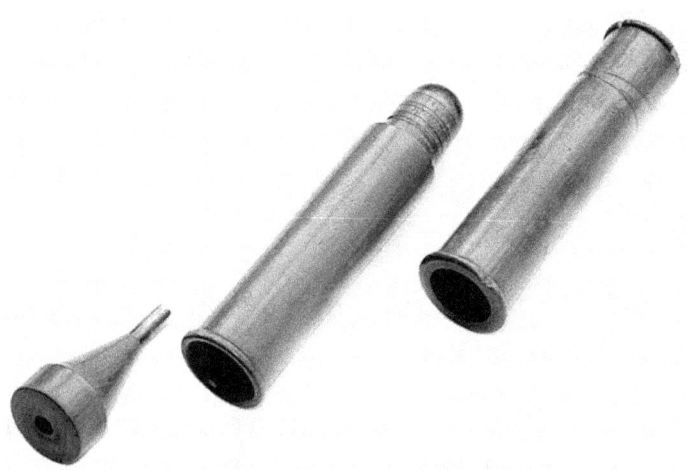

En deuxième temps, il fallait détailler les bruits cardiaques, et les bruits respiratoires et lier les bruits aux symptômes pour améliorer le diagnostic.

Il est difficile d'imaginer l'énergie et le travail nécessaires à la maîtrise de cette méthode.

Il travaillait jour et nuit, prenait des notes, vérifiait le lien entre l'auscultation et diagnostic, sans oublier de classer les bruits dans des catégories.

En 1818, il présenta ses premières conclusions sur l'inculpation du thorax à l'Académie des sciences à Paris.

Il publia ses premiers résultats dans son livre le Le *Traité d'auscultation médiate*, en 1819.

Cette publication fit sensation dans le monde médical en France et à l'étranger. Quelques mois après sa traduction en anglais et en allemand, des médecins étrangers accoururent à Paris de l'Allemagne, de la Russie, de l'Angleterre, de l'Italie, des Etats-Unis pour étudier l'auscultation sous la direction du docteur Laennec.

Dans ce traité d'auscultation médiate, il inscrit en exergue cette devise en grec :

« La partie la plus importante de notre art consiste à être en mesure d'observer correctement. »

Certains médecins étrangers ont loué ce progrès.

Benjamin Ward Richardson écrit dans son livre *Les disciples d'Esculape* que « le véritable étudiant en médecine doit lire le traité de Laennec sur l'auscultation médiate.

Son œuvre originale le situe parmi les grands pionniers aux côtés des Vésale, Harvey et Hippocrate ».

D'autres médecins étaient plus critiques.

La méthode d'auscultation élaborée par Laennec atteignit rapidement ses limites. On publiait des études sur ses lacunes et ses erreurs.

En 1820, on tournait sa découverte et sa personne en ridicule.

On critiquait beaucoup ce petit homme malingre et mal peigné, sans menton et sans lèvres, au nez retroussé du bout et chevauché par des lunettes d'écaille, qui n'avait ni passions ni imagination.

Un homme qui vivait comme un prêtre, qui se reposait en jouant de la flûte semblait avoir l'ambition folle de révolutionner la médecine en utilisant un cylindre en bois.

On publiait les erreurs de diagnostic de Laennec. On s'acharnait à démontrer les limites de l'auscultation sans se soucier des avantages et de ses résultats positifs.

Le célèbre Broussais s'efforça notamment d'écraser de sa renommée et de son éloquence foudroyante celui qu'il appelait « le petit prosecteur, l'homme au cornet. »

Laennec riposta, dans ses cliniques de la Charité et dans ses leçons au Collège de France sans répondre, ni polémiquer publiquement.

Dans sa pratique, Laennec se mit à examiner ses patients selon la méthode clinique française, ajoutant un quatrième pilier à cette méthode.

Son examen clinique utilisait désormais l'inspection, la palpation, la percussion et, pour la première fois, l'auscultation.

L'acceptation du corps médical de cette méthode d'auscultation fut lente et progressive. Bien des médecins continuaient à préférer l'auscultation habituelle en utilisant l'oreille en contact direct avec la poitrine (auscultation immédiate).

Longtemps après le décès de Laennec, en 1885, un célèbre professeur américain de médecine déclarait : « Il n'y a que les oreilles pour entendre, laissez-nous nous servir de nos oreilles oublions le stéthoscope.»

Le fondateur de l'American Heart Association, D$^r$ Lewis A. Connor (1867-1950) portait sur lui un mouchoir de soie destiné à être posé sur la paroi thoracique pour l'auscultation directe à l'oreille, 100 ans après le décès de Laennec.

\*\*\*

L'écriture du livre l'avait épuisé. Un mois avant la publication, il était forcé de démissionner de son poste à l'hôpital et de renoncer à sa pratique.

Laennec a quitté Paris et est arrivé le 8 Octobre 1819 à la petite propriété familiale dans la campagne bretonne appelé Kerlournec.

Il a passé plusieurs mois à se reposer, à faire des promenades et des randonnées à cheval, fournir des soins médicaux aux agriculteurs voisins, aller à l'église, et de rédiger des notes sur la langue Bretonne.

En Novembre 1821, il va jouir de nombreux succès professionnels. Il est nommé professeur unique de la médecine et professeur royal au Collège de France. En 1823, il a été élu membre à part entière de l'Académie de médecine, et en 1824 il est devenu un chevalier de la Légion d'Honneur.

En 1824, on imagine l'émotion de ce médecin timide en entrant à l'hôpital de la charité où il venait d'être nommé professeur.

Hier étudiant dans cet hôpital, il a, sans doute, revu avec nostalgie les années de sa jeunesse, son arrivée à Paris, les amis de ses études et le visage à la fois amical et respecté de son maître et mentor, le professeur Corvisart.

On disait à Paris que Laennec avait transformé l'hôpital de la charité en plaque tournante du monde des études médicales.

Des médecins étrangers se réunissaient à la charité pour assister aux conférences de docteur Laennec, pour travailler avec lui dans les salles d'autopsie, et pour l'entourer pendant ces visites auprès de ses patients.

\*\*\*

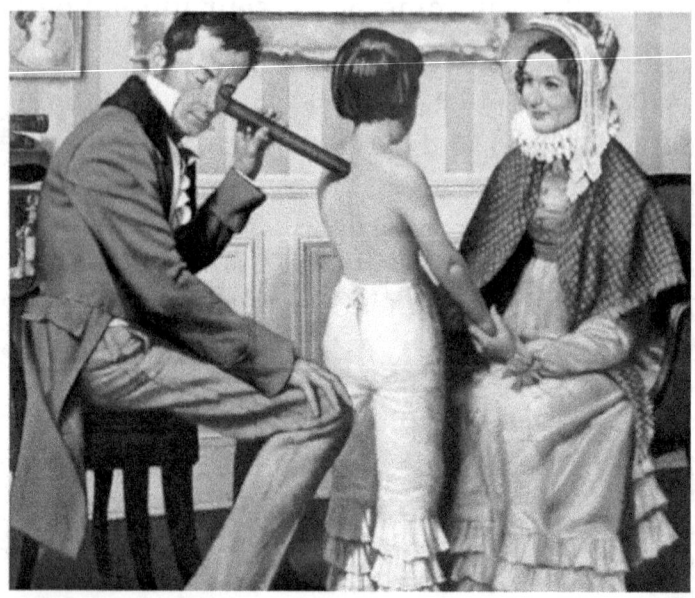

Laennec et le Stéthoscope. Peinture de 1960 de Robert A. Thom (1915-1979)

Le coeur a toujours été perçu comme le siège des émotions bien que l'anatomie du coeur et des vaisseaux fût étudiée et connue dès l'Antiquité.

Il fallut attendre William Harvey (1578-1657) pour avoir les premières conclusions scientifiques sur le flux sanguin et comprendre comment le sang circule en circuit fermé actionné par un muscle : le coeur.

Quand Laennec invente son stéthoscope, les médecins mesuraient le pouls et écouter le rythme cardiaque pour faire le diagnostic.

Après avoir présenté son invention lors d'une séance de l'Académie des sciences en 1818, le jeune médecin de Necker va publier son ouvrage en deux volumes : *De l'auscultation médiate ou traité du diagnostic des maladies des poumons ou du coeur fondé principalement sur ce nouveau moyen d'exploration.*

En exergue, la citation d'Hippocrate : «Pouvoir explorer est à mon avis une grande partie de l'art» donne l'idée de la perspective dans laquelle se situe le médecin breton.

Le livre va être ré édité plusieurs fois, chaque édition était remaniée et améliorée.

L'instrument est présenté modestement à la fin de l'introduction, détaillé sur 14 pages.

Ce premier instrument sera suivi par la construction d'autres instruments, sur le même principe, en divers matériaux dont les descriptions font l'objet des deux pages suivantes.

Les nombreux chapitres en deux tomes (treize chapitres pour le tome I et trente-neuf pour le tome II) sont émaillés de constatations devenues possibles grâce au stéthoscope, tant pour les maladies cardiaques que pulmonaires.

***

Laennec énumère les maladies pulmonaires détectables par son instrument ; un pneumothorax, emphysème et d'autres.

Au début du XIX° siècle, les études des maladies du cœur insistent surtout sur la dilatation et l'hypertrophie et, sauf présence d'un frémissement perçu à la palpation, la détection d'une anomalie cardiaque avant le décès est problématique.

Aussi, quand il ausculte, Laennec cherche les signes d'hypertrophie et de dilatation et, pour interpréter les bruits du cœur, il essaie d'analyser leurs variations dans ces deux situations pathologiques.

Sa conclusion est que les bruits du cœur sont le reflet de la contraction des chambres musculaires. Il se trompe sur ce point.

C'est la fermeture des valves qui génère les bruits du cœur, et les sons qu'il croit liés à l'hypertrophie et à la dilatation sont en fait liés à la lésion.

Il est conscient de son insuffisance car il conseille à ses lecteurs de ne pas trop faire confiance à l'auscultation pour le diagnostic cardiologique. Cette partie de son traité sera, naturellement, très rapidement critiquée par ses successeurs.

Pour décrire les souffles, Laennec évoque des bruits familiers : soufflet, râpe, guimbarde, marche militaire, tambour. Dans un passage, il transcrit sur une partition la mélodie de ce qu'il perçoit à l'auscultation d'une patiente avec ce commentaire :

*"J'étudiais le chant : il roulait sur trois notes formant à peu-près l'intervalle d'une tierce majeure ; la note la plus aigüe était fausse et un peu trop basse, mais pas assez pour pouvoir être marquée d'un bémol. Sous le rapport de la valeur ou durée, ces notes étaient assez égales entre elles. La tonique seule était de temps prolongée, et formait une tenue dont la valeur variait.»*

C'est un bon musicien qui s'exprime.

***

L'invention du stéthoscope est un fait banal par rapport à l'invention de l'auscultation.

L'auscultation avait changé la face du diagnostic de toutes les maladies. Grâce à son emploi, de nouveaux diagnostics sont devenus possibles. On faisait le diagnostic de la grossesse, de la vitalité de fœtus, des maladies respiratoires et des maladies cardiaques.

Nous savons que Laennec avait une passion pour l'anatomie pathologique, et qu'il a décrit avec détails et précisions les lésions pulmonaires de la tuberculose.

Le voilà avec son instrument en train de noter avec le même sérieux et le même sens du détail les bruits provoqués par les lésions tuberculeuses.

Quand la maladie provoque une lésion de type cavité, l'air qui entre dans cette cavité produit un souffle particulier. Il fallait trouver un nom à ce souffle, et lier sa présence à l'apparition d'une lésion de type cavité.

En auscultant le patient, ce souffle peut indiquer le diagnostic, et l'étape de la maladie. Voilà la petite révolution de Laennec. L'approche anatomo clinique devient réalité.

Avec son invention du stéthoscope au début du XIXe siècle, René Théophile Hyacinthe Laennec a révolutionné la philosophie et la pensée médicale.

Laennec a dû inventer beaucoup de mots, dont plusieurs sont encore utilisés aujourd'hui comme les râles, murmures et pectoriloquie.

Soudain, les maladies ont changé. Elles ne sont plus caractérisées par leur évolution ou par leurs symptômes, elles sont les produits des changements internes détectés par l'examen clinique. Ces changements sont visibles dans les organes et correspondent à lésions précises et identifiées.

Laennec introduit l'anatomie pathologie au centre de la médecine moderne. Il ne savait pas comment la tuberculose peut naître, ni comment la guérir, mais savait la diagnostiquer avec précision.

Foucault dans son ouvrage «La Naissance de la clinique» souligne comment l'approche de Laennec a permis à la médecine d'avoir un regard plus scientifique.

Les symptômes peuvent être subjectifs, l'examen clinique ne peut l'être. La médecine devient de plus en plus scientifique.

Le travail de Laennec a entraîné le développement d'un outil qui a permis aux médecins de manière efficace d'apercevoir l'état des organes internes de leurs patients, avant la radio, le scanner, et l'IRM.

***

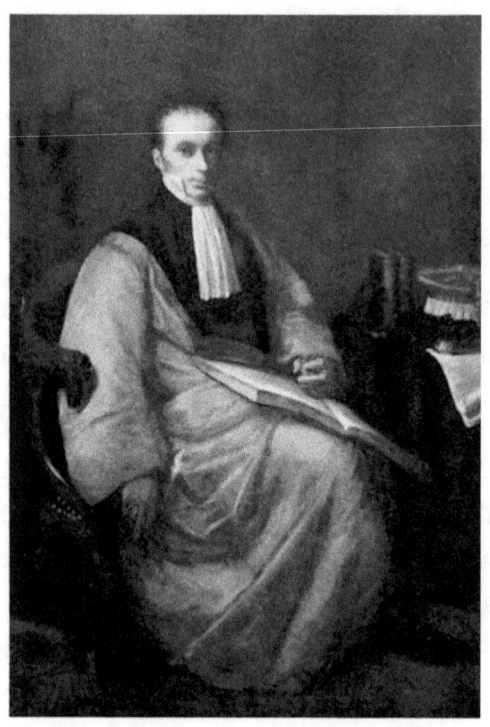

Ce sont des entités cliniques qu'imagine Laennec à partir des bruits qu'il perçoit au stéthoscope. Il considère que chaque bruit anormal correspond à une lésion organique.

S'il y a bruit, la lésion est présente, et il a tendance à attribuer *une seule lésion* à un bruit auscultatoire.

Progressivement, il admet la possibilité que *plusieurs lésions* pourraient expliquer certains bruits.

Dans tel cas, il estime que le bruit n'est pas le signe du changement anatomique lui-même mais le témoin d'une altération physiologique qui lui est associée.

\*\*\*

# Les années de gloire

Se blessant en 1820 en faisant l'autopsie d'un phtisique, il doit interrompre ses travaux pendant deux ans, se rendant à cette époque dans son pays natal chercher la santé qu'il a perdue sans retour.

Il se retira en 1820 en Bretagne en son manoir de Kerlouarnec.

En Cornouaille, les gens pauvres, les cultivateurs ou les marins étaient certains de trouver en Laennec, un médecin attentif et dévoué à leurs maux. Les médecins du pays étaient enchantés et ils lui soumirent les cas difficiles et s'éduquèrent l'oreille au stéthoscope.

Laennec s'efforça d'expliquer l'usage de cet instrument à confrères les plus réservés.

Croyant à une amélioration, il revient à Paris, soulagé, mais non guéri

En 1823, Laennec rejoint la clinique interne de *l'hôpital de la Charité*, qui était sur le site de l'actuelle faculté de médecine rue des Saints Pères. Il prend en charge un service de 40 lits.

Il y poursuit ses travaux sur l'auscultation. Il expérimente un certain nombre de thérapeutiques, notamment le tartre stibié, émétique à base d'antimoine qu'il utilise à fortes doses pour traiter de multiples maladies comme la pneumonie, et l'oedème pulmonaire aigu.

Les résultats sont pour le moins mitigés et cette pratique vaudra à Laennec de nombreuses critiques.

Des nominations prestigieuses se succèdent : La chaire de Médecine au Collège de France (1822), siège à l'Académie royale de Médecine (1823), une chaire de médecine interne à l'hôpital de La Charité, là où il avait commencé ses études, la croix de la Légion d'honneur (22 août 1824).

Depuis plusieurs années, il avait pris, pour gouverner sa maison, une parente veuve, Jacquette Guichard, veuve Argou.

Désirant lier leurs destinées, ils se marient, dans l'intimité, à la mairie du VIe arrondissement, puis à l'église Saint Sulpice, le 16 septembre 1824.

Demeurant d'abord 23, rue du Cherche-Midi, ils vont bientôt habiter 17, rue Saint-Maur, devenue depuis 1880, rue de l'abbé Grégoire, VIe Paris.

Sa femme tombe bientôt enceinte, mais subit une fausse couche après quelques mois.

A partir de Décembre 1822, il donne un cours trois fois par semaine au Collège de France, avec trois cycles de 2 ans entre 1822 et 1826.

Cela représente 171 lectures dont on a conservé les manuscrits.

L'audience est très fournie, avec notamment de nombreux médecins étrangers qui participent aux visites à l'hôpital de la Charité.

Dans ses leçons, Laennec élabore une *classification théorique de la maladie*, se basant sur l'anatomie pathologique et la physiologie. Le cours est un survol de toutes les maladies, de toute la médecine.

\*\*\*

Sa santé s'étant considérablement dégradée, en 1826, sur l'insistance de ses familiers, il revient se reposer dans sa chère Bretagne.

Il venait de publier la seconde édition, entièrement refondue (selon sa propre expression) du Traité de l'auscultation médiate, dans laquelle il répondait, non sans quelque trace de passion, à la critique véhémente et non moins passionnée, dont son ouvrage avait été l'objet.

Cette seconde édition devait être le testament médical de Laennec.

Après des rémissions ou des aggravations, il porte sur lui-même le diagnostic de tuberculose pulmonaire et suit avec sérénité l'évolution de sa maladie.

Son neveu, Mériadec Laennec, médecin, l'a ausculté avec le stéthoscope inventé par son oncle où il a décelé les symptômes fatidiques de la tuberculose. Le diagnostic est confirmé.

Au cours de ses derniers jours Laennec avait ajouté un codicille à son testament, léguant son stéthoscope, qu'il appelle, "la meilleure partie de mon héritage," à son neveu.

Il se retire en son manoir de Kerlouarnec en Ploaré , le 13 Août 1826 à l'âge de 45 ans et fut inhumé au cimetière de Ploaré. Il a perdu sa bataille contre la tuberculose, mais il a offert à la médecine des armes efficaces qui vont aider la science à vaincre définitivement cette maladie, un siècle plus tard.

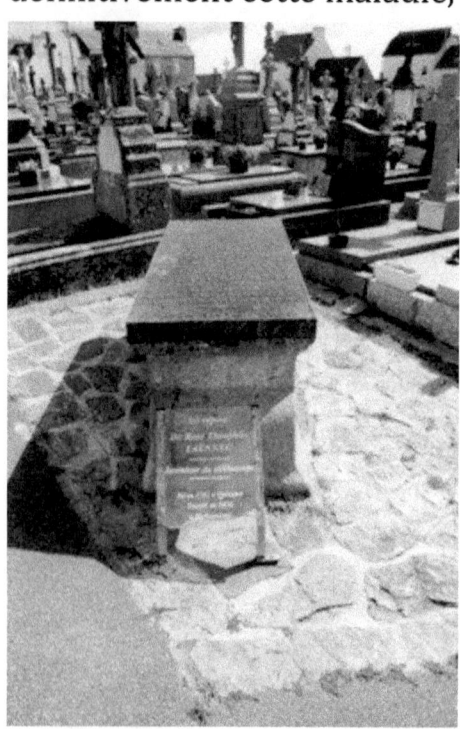

## Références

Pariset : Histoire de l'Académie royale de médecine. - Paris, 1850.

Chauffard : Laennec - Paris, G. Baillère, 1866

Lecadre : Etude comparative, Broussais et Laënnec.- Havre, 1868

Lallour: Laennec, notice historique, Quimper, 1868 (cote : 90945 t. 27 n° 12)

Rouxeau: L'enfance et la jeunesse d'un grand homme, Laennec avant 1806 - Paris, Baillière, 1912

Duclos: Laennec, Paris, Flammarion, 1932

Sarradon : Le Docteur Laennec - Paris, R. Laffont, 1949

Talbott : a bibliography of history of medicine: exerpts and essays on the men and their work. - N.Y., London, 1970.

Corbie: La vie ardente de Laennec. - Paris, Ed. Spes, 1950

Kervran : Laennec his life and times. - Oxford,

London, New York, Paris, Pergamon press, 1960

Barbillion: Etudes critiques d'histoire de la médecine. 1930.

Duffin : Laënnec entre la pathologie et la clinique.- Thèse 3è cycle. Paris I-Sorbonne. 1985

Subtil : René Théophile Laennec ou la passion du diagnostic.- Paris : L'Harmattan, 2004

Bruyère : Laënnec, l'homme à l'oreille d'or.- Paris : France-Empire, 2006

Kovacs : La passion de Théophile.- Th. Médecine. Nantes. 1981

***

D'autres livres des Editions Causam disponibles chez Amazon

## Relations et couple

- Sexualité dans le monde antique, Milton De Blazy, 2016

- Anatomie sexuelle féminine, Milton De Blazy, 2015

- Anatomie sexuelle masculine, Milton De Blazy, 2015

- Amour romantique: origine, analyses, Jean Doyel, 2015

- ABC Orgasme féminin, Milton De Blazy, 2015

- Comment elle réagit pendant l'acte amoureux, réponse sexuelle féminine, Milton de Blazy, 2016

- Moments volés: elles racontent leur couple, Lisa Harbillot, 2015

## Développement personnel

- La timidité, comprendre, s'en sortir, Pascal Moigno, 2015

- La volonté, de l'idée à l'action, Pascal Moigno, 2015

## Histoire de l'art

- Danaé : sexualité, nudité et peintre, Lisa Mehouvin, 2015

- Aphrodite, Amour et désir entre mythe et Arts, Lisa Mehouvin, 2016

## Littérature

- Jane Austen... Si moderne, Thérèse Mallaisy, 2016

- Là haut dans le Michigan: analyses d'une nouvelle d'Hemingway, Laurent Sattie, 2015

## Biographie

- Jean Harlow, femme et sex symbol, Marcel Remat, 2016

- Morgnani, père de la médecine moderne, Milton de Blazy, 2016

## Santé et bien être

- Virus de papillome humain (HPV), Thérèse Mallaisy, 2015

- Hypothyroïdie, symptômes et prévention, J.P. Goumier, 2016

www.ingramcontent.com/pod-product-compliance
Lightning Source LLC
Chambersburg PA
CBHW070321190526
45169CB00005B/1694